Covenant Kinika
Lydia Ifebude

Como é que viver em cuidados residenciais afecta a saúde mental das pessoas idosas

Covenant Kinika
Lydia Ifebude

Como é que viver em cuidados residenciais afecta a saúde mental das pessoas idosas

ScienciaScripts

Imprint
Any brand names and product names mentioned in this book are subject to trademark, brand or patent protection and are trademarks or registered trademarks of their respective holders. The use of brand names, product names, common names, trade names, product descriptions etc. even without a particular marking in this work is in no way to be construed to mean that such names may be regarded as unrestricted in respect of trademark and brand protection legislation and could thus be used by anyone.

Cover image: www.ingimage.com

This book is a translation from the original published under ISBN 978-3-659-86726-2.

Publisher:
Sciencia Scripts
is a trademark of
Dodo Books Indian Ocean Ltd. and OmniScriptum S.R.L publishing group

120 High Road, East Finchley, London, N2 9ED, United Kingdom
Str. Armeneasca 28/1, office 1, Chisinau MD-2012, Republic of Moldova, Europe
Printed at: see last page
ISBN: 978-620-8-34554-9

Como é que viver em cuidados residenciais afecta a saúde mental das pessoas idosas: Uma revisão sistemática da literatura.

Por

Pacto Chigamezu Kinika

&

Lídia. C Ifebude

Universidade de Wolverhampton, Reino Unido.

Faculdade de Educação, Saúde e Bem-estar.

Resumo

Antecedentes

No Reino Unido, as instalações de cuidados residenciais são muito procuradas e a sua importância para o sistema de saúde é inquestionável. Além disso, apesar da procura destas instalações residenciais, o impacto sobre os idosos ainda não foi amplamente investigado e relatado, pelo que estes lares de idosos são uma forma de vida considerada complexa e multifacetada. O estudo tem por objetivo analisar as provas de investigação primária existentes sobre os cuidados residenciais e o seu impacto nos idosos e apresentar um resumo e uma avaliação crítica dos resultados da investigação.

Métodos

A investigação utilizou um desenho de revisão sistemática da literatura (SLR). Os investigadores pesquisaram 5 bases de dados electrónicas (PubMed Central, PsycINFO, CINAHL Plus, Embase e BMC Geriatrics) com base na norma Preferred Reporting Items for Systematic Reviews and Meta-Analysis (PRISMA). A síntese qualitativa envolveu a extração de dados, a avaliação do risco de enviesamento utilizando uma diretriz validada, a realização de meta-análises utilizando os cálculos da diferença média e da diferença média padrão, e o teste de qualidade das provas utilizando a abordagem GRADE.

Resultados

Foi recolhido um total de 1772 publicações, sendo 798 provenientes da PubMed Central, 274 da PsycINFO, 322 da CINAHL Plus, 265 da Embase e 113 da BMC Geriatrics. Das cinco bases de dados pesquisadas, 741 eram duplicados. Após a deduplicação, os restantes 1031 artigos foram cuidadosamente analisados e os restantes artigos de texto integral e publicações com revisão por pares eram n = 162. Em última análise, os artigos que não cumpriam os critérios predefinidos foram considerados inelegíveis e excluídos do estudo, o que levou a que apenas 10 publicações de revistas fossem incluídas no estudo. Os resultados da investigação foram apresentados por temas. Estes temas incluem os lares residenciais, a QV dos idosos e a auto-gestão, a QV dos idosos em lares residenciais, a variação entre a QV dos idosos em lares residenciais e em lares comunitários, o papel do ambiente e dos factores sociais nos idosos em lares residenciais e a intervenção para melhorar a QV dos idosos em lares residenciais.

Conclusão

O estudo revelou que os cuidados residenciais, juntamente com vários factores como o ambiente, as ligações sociais, o local de prestação de cuidados e o padrão de cuidados, têm um impacto significativo no bem-estar, na QV e na saúde geral dos adultos mais velhos.

Palavras-chave: Idosos, Cuidados residenciais, Lares de idosos, Qualidade de vida, Bem-estar dos idosos.

Índice

Antecedentes

O rápido crescimento atual do número de idosos que necessitam de cuidados está relacionado com o elevado nível . Do mesmo modo, o Population Reference Bureau (2024) refere a China, juntamente com outros nove países, como o país com o maior número de adultos mais velhos (ver Quadro 1), o que comprova o aumento global da população idosa. Consequentemente, com este aumento da população adulta mais velha vem uma maior procura de cuidados e necessidades a longo prazo, o que se tornou um grande motivo de preocupação à escala global, uma vez que a pressão continua a aumentar sobre os decisores políticos, bem como sobre os prestadores de serviços médicos e sociais (Boucaud-Maitre et al., 2023).

As famílias e as comunidades desempenham o seu papel na prestação dos cuidados necessários a estes idosos, com uma escola de pensamento a argumentar que a família e a comunidade imediata estão melhor posicionadas para prestar cuidados aos idosos devido às suas relações e possibilidades de dar mais amor e atenção (Welch et al., 2021; Ma e Shen, 2023). No entanto, tem-se argumentado que vários factores determinantes têm impacto na qualidade dos cuidados e da atenção prestados a estes idosos. Alguns desses factores são o nível de cuidados disponíveis e a dimensão da família (Boucaud-Maitre et al., 2023). Além disso, diz-se que o número de idosos que envelhecem está na origem de muitas complexidades em torno da prestação de cuidados de saúde e também vem com complexidades em relação aos cuidados de saúde e às necessidades básicas, e há um desafio sempre presente para as famílias e comunidades na prestação de ajuda e cuidados a longo prazo para esses idosos (Gardiner et al., 2020). Ao longo do tempo, os lares residenciais estão a tornar-se gradualmente a escolha das pessoas para cuidar dos seus idosos dependentes (Boland et al., 2017; Agbawodikeizu et al., 2024).

No entanto, não existe uma definição geralmente aceite para um lar de cuidados residenciais. A melhor descrição, no entanto, capta os cuidados residenciais como um serviço de cuidados a longo prazo disponível para os idosos receberem cuidados adequados, que podem faltar em casa (Boland et al., 2017). Os lares residenciais são geralmente adaptados a um ambiente semelhante ao de um lar para o bem dos idosos, e o objetivo é ajudar os adultos mais velhos a maximizar as capacidades funcionais e a melhorar a autonomia e a socialização. Da mesma forma, estes lares têm diferentes formas e são geralmente concebidos para satisfazer as necessidades da vida quotidiana, como tomar banho, vestir-se e comer, bem como as necessidades médicas básicas dos idosos (Feng et al., 2020). Isto significa que os idosos fisicamente frágeis e com problemas de saúde crónicos têm maior probabilidade de serem tratados em lares com cuidados de enfermagem (também referidos como lares de idosos) (Boucaud-Maitre et al., 2023).

Além disso, embora o principal objetivo destes lares seja prestar apoio e assistência médica para melhorar a qualidade de vida dos residentes, os resultados ou relatórios sobre o efeito dos lares e do ambiente residencial continuam a ser complexos e multifacetados. Este facto é comprovado pelo número de estudos bibliográficos sobre o assunto, que produziram resultados e conclusões contraditórios. Por exemplo, alguns estudos sublinharam os resultados positivos associados aos idosos que vivem em lares com base no acesso a cuidados de qualidade e à assistência médica (Verbeek *et al.,* 2020). No entanto, alguns estudos também relataram resultados negativos para os idosos que vivem em lares de idosos, com conclusões que apoiam a localização dos cuidados, a desconexão social, o desespero e a baixa autoestima como factores responsáveis por esses resultados negativos (Verbeek *et al.,* 2020; Verbeek *et al.,* 2020; Huang *et al.,* 2022).

No Reino Unido, as instalações de cuidados residenciais são muito procuradas e a sua importância para o sistema de saúde é inquestionável (Gardiner *et al.,* 2020). Além disso, apesar da procura destas instalações residenciais, o impacto nos idosos ainda não foi amplamente investigado e relatado e, por conseguinte, estes lares de idosos são um arranjo de vida que é considerado complexo e multifacetado (Stephens e Breheny, 2019; Gardiner *et al.,* 2020). Espera-se que a maioria dos lares de idosos se concentre na saúde geral dos idosos, que inclui tanto a sua saúde física como a qualidade de vida, uma vez que se entende que esta desempenha um papel crítico na mortalidade dos idosos, bem como na dependência de serviços de cuidados (Garner *et al.,* 2018). Assim, muitos lares residenciais padrão dão prioridade à promoção de um modelo de "envelhecimento saudável". Isto porque o modelo de cuidados de "envelhecimento saudável" se centra na melhoria da saúde psicológica ou da qualidade de vida como estratégia para alcançar uma taxa mais lenta de deterioração do funcionamento fisiológico e da saúde dos idosos (Garner et al., 2018; Stephens e Breheny, 2019).

Quadro 1: Os 10 países com maior número de adultos mais velhos

Rank	Country	# 65+ (in millions)	% 65+ (of total population)	# total population (in millions)
1	China	166.37	11.9	1398.03
2	India	84.9	6.1	1391.89
3	United States	52.76	16	329.15
4	Japan	35.58	28.2	126.18
5	Russia	21.42	14.6	146.73
6	Brazil	17.79	8.5	209.33
7	Germany	17.78	21.4	83.1
8	Indonesia	15.16	5.6	268.42
9	Italy	13.76	22.8	60.34
10	France	13.16	20.3	64.83

Fonte: Population Reference Bureau (2024)

No geral, os fatores avaliados significam que o impacto dos cuidados residenciais nos idosos é influenciado por múltiplos fatores e espera-se que os decisores dos idosos, como familiares, legisladores e profissionais de saúde, considerem estes fatores e o seu efeito na qualidade de vida, bem como na saúde e bem-estar geral dos idosos. Além disso, o número de pesquisas sobre as experiências dos idosos em lares residenciais e o impacto a longo prazo dessas instalações nas capacidades mentais e fisiológicas dos idosos é baixo (Ericson-Lidman, 2019; Gardiner *et al.*, 2020). A investigação sobre as experiências dos idosos durante a transição dos cuidados familiares ou comunitários para os cuidados residenciais também é limitada (Hoogendijk e Dent, 2022). Do mesmo modo, não existem dados suficientes sobre o impacto do ambiente que rodeia os lares residenciais no bem-estar e na saúde geral dos idosos (Lera, Pascual-Sáez e Cantarero-Prieto, 2020). Além disso, apesar do aumento do volume de estudos de investigação, é óbvio que ainda faltam estudos de investigação que utilizem quadros metodológicos para investigar exaustivamente o assunto. Assim, esta revisão tem como objetivo analisar criticamente o papel que os cuidados residenciais desempenham na influência de resultados positivos e negativos no bem-estar físico, social e emocional dos idosos. Além disso, através da inspiração da Prática Baseada em Evidências, a revisão procura analisar as provas de investigação primária existentes sobre o impacto dos cuidados residenciais nas pessoas idosas e apresentar um resumo e uma avaliação crítica dos resultados da investigação.

Métodos

Conceção do estudo

O estudo adoptou uma revisão sistemática (SLR). A abordagem da revisão sistemática da literatura (RSL) permitiu ao investigador extrair dados de artigos de revistas e avaliá-los criticamente para atingir o objetivo da investigação e responder à questão da investigação (Tawfik *et al.,* 2019). Normalmente, os princípios fundamentais das revisões sistemáticas exigem que se estabeleça primeiro um protocolo de investigação para garantir que os resultados da investigação sejam transparentes, transferíveis e replicáveis (Frandsen *et al.*, 2020). O investigador posicionou-se através do estabelecimento de um protocolo de investigação, pelo que os enviesamentos foram minimizados através de uma pesquisa bibliográfica (Eriksen e Frandsen, 2018). O pesquisador também aderiu aos princípios fundamentais da SLR padrão, que incluíram transparência na pesquisa bibliográfica, clareza na estratégia, integração efetiva dos resultados e pesquisa focada (Linares-Espinós *et al.*, 2018). O investigador também seguiu a diretriz e a lista de verificação do Preferred Reporting Item for Systematic Reviews and Meta-Analyses (PRISMA) (Pittaway, Holt e Broad, 2014). Isto teve um grande impacto no âmbito da investigação, e as palavras-chave e frases integradas conduziram às seguintes questões de investigação:

- Quais são as experiências dos idosos em lares residenciais e de que modo estas afectam as suas capacidades mentais e fisiológicas?
- Qual é o impacto da localização dos lares residenciais no bem-estar e na saúde geral dos idosos?

Como é que os idosos lidam com os desafios da transição e da vida em lares residenciais?

Critérios de elegibilidade

O SLR adopta o protocolo População, Intervenção, Comparação e Resultado(s) (PICO) para comunicar o âmbito da investigação e formular perguntas de investigação refinadas (Frandsen *et al.*, 2020). Conforme definido pelas Nações Unidas e pela Organização Mundial de Saúde (OMS), qualquer pessoa com 60 anos de idade ou mais é considerada idosa, o que foi considerado elegível para o estudo. Além disso, apesar da existência de outros protocolos e das semelhanças no auxílio à formulação das questões de investigação e do âmbito, foi selecionada a estrutura PICO em vez de uma estrutura como a PEO. A PICO tem sido amplamente referida na investigação médica e da saúde como sendo mais precisa na recuperação de literatura a partir de pesquisas em bases de dados e no desenvolvimento de questões específicas (Cumpston *et al.*, 2020). O quadro PICO também se justifica pela sua capacidade de se adaptar a conceções de investigação primária, como ensaios de controlo aleatório e inquéritos (Eriksen e Frandsen, 2018). De igual modo, o quadro PICO assegurou a clareza e a especificidade da investigação, permitindo simultaneamente uma focalização na população-alvo (idosos ou adultos mais velhos), na intervenção analisada (cuidados residenciais), na comparação (não específica) e nos resultados (impacto positivo ou negativo no bem-estar e na saúde geral).

Além disso, o protocolo PICO ajudou os investigadores a alinharem-se com práticas baseadas em evidências para comunicar dados e conclusões relevantes para o objetivo e as questões da investigação (Cumpston et al., 2020). Esta foi uma das principais limitações do quadro PEO, uma vez que não tinha o rigor e a capacidade de comunicar resultados baseados em evidências devido ao seu foco nos esforços de investigação qualitativa (Grindlay e Karantana, 2018). Da mesma forma, o quadro PEO tinha a questão da "exposição", que não se adequava ao âmbito da presente RSL, ao mesmo tempo que carecia de fundamentos para comparar o impacto de intervenções não específicas (Grindlay e Karantana, 2018). O protocolo PICO ajudou os investigadores a desenvolver questões de investigação com base nos resultados da pesquisa optimizada de palavras-chave, utilizando cadeias e operadores booleanos. Além disso, para garantir que a pesquisa inicial de literatura em várias bases de dados fosse expansiva, mantendo-se dentro do âmbito da revisão, algumas palavras-chave foram deliberadamente anotadas com vários elementos PICO e algumas não foram necessariamente associadas a nenhum dos elementos PICO.

Estratégia de pesquisa da literatura existente

Os investigadores pesquisaram 5 bases de dados electrónicas (PubMed Central, PsycINFO, CINAHL Plus, Embase e BMC Geriatrics; Apêndice 1a & b) (Grindlay e Karantana, 2018). A justificação para a seleção destas bases de dados foi o facto de cobrirem de forma abrangente a investigação sobre cuidados de saúde, saúde mental e cuidados geriátricos (Paré e Kitsiou, 2017). Além disso, estas bases de dados também são tidas em alta conta e famosas pelo seu foco em questões sobre saúde, bem-estar e cuidados de idosos, bem como pela sua dedicação em fornecer acesso a uma extensa coleção de estudos relevantes revistos por pares, investigação clínica e literatura baseada em evidências (Grindlay e Karantana, 2018). Através da utilização destas bases de dados, os investigadores garantiram uma exploração abrangente e diversificada do tema em questão, que envolveu a investigação do impacto da vida em lares residenciais nos adultos mais velhos.

A pesquisa inicial envolveu as palavras-chave "residential care" AND "older adults or elders". O objetivo era garantir a recuperação do maior número possível de artigos, tanto publicados como não publicados, antes de serem tomadas decisões finais quanto à sua adequação durante a triagem com base nos critérios de inclusão (Paré e Kitsiou, 2017). Da mesma forma, foram introduzidos sinónimos e conceitos estreitamente ligados às palavras-chave originais, sem restrições de data e de língua. Após a pesquisa exaustiva de cobertura em todas as cinco bases de dados, os investigadores centraram o resultado da pesquisa em cadeias de pesquisa e operadores booleanos (Salvador-Oliván, Marco-Cuenca e Arquero-Avilés, 2019). Com base na norma Preferred Reporting Items for Systematic Reviews and Meta-Analysis, foi recuperada uma produção combinada de 1772 publicações, sendo 798 provenientes da PubMed Central, 274 da PsycINFO, 322 da CINAHL Plus, 265 da Embase e 113 da BMC Geriatrics (ver Figura 1).

Cadeias de pesquisa e operadores booleanos

Os operadores booleanos e as cadeias de pesquisa foram vitais para a estratégia de pesquisa e optimizaram a pesquisa por palavras-chave para uma identificação e recuperação fáceis e eficientes das publicações mais relevantes para a RSL, ao pesquisar várias bases de dados selecionadas (Gusenbauer e Haddaway, 2020). Os investigadores combinaram os operadores booleanos ou lógicas operacionais: AND, OR e NOT para ajudar a melhorar os resultados da pesquisa (Paré e Kitsiou, 2017). Esta combinação revelou-se eficaz para permitir que os resultados da pesquisa do ensaio fossem refinados e canalizados. Além disso, devido à preferência por publicações de investigação primária, o booleano foi fundamental para ajudar os investigadores a otimizar a pesquisa, de modo a obter revistas com os desenhos e métodos de investigação mais adequados nas cinco bases de dados selecionadas (Gusenbauer e Haddaway, 2020; Mengist, Soromessa e Legese, 2020). Além disso, os operadores booleanos e as cadeias de pesquisa ajudaram os investigadores a concentrar as palavras-chave para uma pesquisa organizada e a minimizar o potencial enviesamento associado às estratégias de pesquisa (Salvador-Oliván *etal.,* 2019). Por exemplo, na base de dados PubMed Central, os investigadores introduziram estas palavras-chave, cadeias de caracteres e operadores booleanos na caixa de pesquisa: "Elder" OR "aged" OR "old people" ([Title/Abstract]) OR elderly ([Aged, 60 or 65 and over]) OR "older adults" [Title/Abstract]) [Peer-review]). Na Tabela 2 são apresentadas mais entradas para as restantes quatro bases de dados.

Quadro 2: Estratégia de pesquisa das bases de dados selecionadas

Database	Search Strategy: Keywords, Strings and Boolean Operators
PubMed Central	"Elder" OR "aged" OR "old people" ([Title/Abstract]) OR elderly ([Aged, 60 or 65 and over]) OR "older adults" OR "old residents" "community-based residents" [Title/Abstract]) AND [peer-review]) OR ("elderly person" OR "seniors" OR "elderly population") OR ["retirement residents" NOT residential building] OR "geriatric long-term care" "geriatric care facilities"

	[peer-review]) AND [Title/Abstract]) AND (["residential homes" OR "care homes" OR "nursing homes" [Title/Abstract]) AND "quality of life" OR "quality of living".
PsycINFO	"Old adults" OR "older persons" OR "elders" OR "elderly" ([Aged, 60-80]) OR "elderly population" OR "seniors" OR "geriatric" [Title/Abstract]) AND [peer-review]) AND "institutionalised care/institutionalised adults" OR ["residential homes/residential care" NOT "residential facilities'] OR "old residents" "community-based residents" [Title/Abstract]) AND [peer-review]) "Home, old adults" OR "long-term care/long-term care homes" OR "nursing homes" [Title/Abstract]) AND [peer-review]) OR "continuing care retirement facilities" OR "nursing care houses" OR "residential care environment" AND "overall health" OR "wellness/well-being".
CINAHL Plus	"Older persons" OR "seniors" OR "geriatric" [Title/Abstract]) AND [peer-review)] OR "Old adults" OR "old people in residential care" "geriatrics" AND "long-term care" OR "institutions, long-term care" OR "homes for elders" OR "nursing houses" AND "institutionalised care/institutionalised adults" OR ["residential homes/residential care" NOT "residential building/residential apartment"] OR "old residents" "community-based residents" OR "residential care environment" "quality of life" OR "overall health" [Title/Abstract]) AND [peer-review]).
Embase	"Older adults" [Title/Abstract]) OR ("elderly person" OR "seniors" OR "elderly population") OR ["retirement residents" NOT "residential building"] OR "geriatric long-term care" OR "institutions, long-term care" OR "homes for elders" OR "nursing houses" AND "institutionalised care/institutionalised

	adults" AND "quality of life" OR "quality of living" OR "overall health" OR "wellness/well-being", "long-term impact" AND "long-term health outcome".
BMC Geriatrics	"living dependent/living, dependent" OR "Older persons" OR "seniors" OR "geriatric" [Title/Abstract]) AND [peer-review)] OR "Old adults" OR "old people in residential care" "geriatrics" AND "community-based dwelling" OR "elders community care" OR "older adult community care homes" OR "deinstitutionalised persons" OR "institutionalised care/institutionalised adults" OR ["residential homes/residential care" NOT "residential facilities'] OR "old residents" "community-based residents" [Title/Abstract]) AND [peer-review]) "Home, old adults" OR "long-term care/long-term care homes" AND "quality of life" OR "quality of living" OR "overall health" OR "wellness/well-being", "long-term impact".

Seleção para inclusão

A etapa de triagem envolveu a avaliação da adequação e relevância dos artigos identificados com base em critérios de inclusão pré-definidos. O quadro PICO concebeu efetivamente os critérios de inclusão (Eriksen e Frandsen, 2018). O PICO enfatizou novamente a necessidade de se concentrar nos idosos ou adultos mais velhos (P) que estão em instituições de cuidados residenciais (I), sem preferência por um local alternativo de cuidados a longo prazo (C) e aqueles que têm variações no seu bem-estar ou saúde geral (física, fisiológica e psicológica) ou têm a sua saúde afetada positiva ou negativamente pela intervenção. Das cinco bases de dados pesquisadas, os investigadores verificaram que algumas apresentavam os mesmos periódicos, o que levou a um registo de 741 duplicados. Estas foram rastreadas e eliminadas utilizando o software de gestão de referências, após o que o título e o resumo da investigação restante foram lidos minuciosamente para serem apresentados para uma análise mais aprofundada (Grindlay e Karantana, 2018). Após a deduplicação, os restantes 1031 artigos foram cuidadosamente analisados, o que levou à remoção de artigos que eram apenas resumos, sem texto integral, não revistos por pares, não publicados, bem como outros materiais suplementares (ver Figura 1; Eriksen e Fraudsen, 2018). Os restantes artigos de texto integral e publicações revistas por pares (n = 162) foram testados com base nos critérios de elegibilidade e inclusão predefinidos. Os critérios foram pré-definidos e objectivos para evitar discriminação e enviesamento por parte dos investigadores. Os critérios de inclusão baseados na PICO estão resumidos na Tabela 3. Com base no PICO, os critérios de inclusão incluem artigos que se concentraram em idosos com 60 ou 65 anos ou mais, de acordo com a Organização Mundial da Saúde (OMS) e os Institutos Nacionais de Saúde (NIH) (Siddaway, Wood e Hedges, 2019). Da mesma forma, apenas os artigos que se concentram em lares residenciais e outros sinónimos de palavras-chave (Tabela 2) foram considerados para a pesquisa. Além disso, a SLR incluiu apenas artigos entre 2014 e 2024 e publicações somente em inglês. Foram excluídos os artigos que não se tratavam de investigação primária (ensaios clínicos aleatórios ou estudos observacionais) com base num desenho com provas de rigor nos resultados da investigação e de relevância para a presente revisão. Estes incluíam séries de casos, revisões da literatura, editoriais e relatórios de casos (Mengist, Soromessa e Legese, 2020). Em última análise, os artigos que não cumpriram estes critérios foram considerados inelegíveis e excluídos do estudo (Pati e Lorusso, 2018). O lote final de artigos de investigação considerados adequados com base em critérios pré-definidos foi constituído por 10 publicações de revistas.

Quadro 3: Critérios de inclusão e exclusão do estudo com base no protocolo PICO

Criteria	Included	Excluded
Population	Older Adults or elders aged 65 or older.	Not focused on preset age margin.
Intervention	Residential care homes	Elders with acute or chronic health state or chronic mental health issues were excluded.
Comparison	No preference for specific alternatives.	Family-based care, community-based care, assisted living centres, retirement homes.
Outcomes	The well-being and overall health of the elders. Variations in quality of life. Impact on physiological, psychological and physical health. Ultimate impact or variation in morbidity and mortality.	Papers with outcomes other than the expected outcome in the inclusion criteria were excluded from the study.

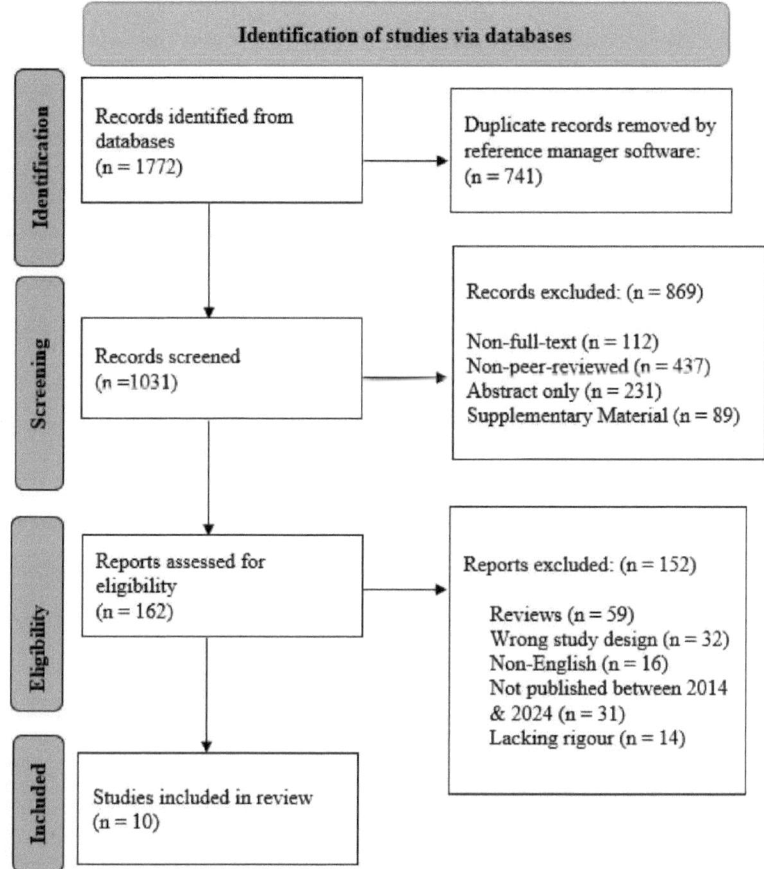

Figura 1: Diagrama de fluxo PRISMA para a estratégia de pesquisa juntamente com os critérios de inclusão e exclusão

Avaliação da qualidade dos estudos primários

Esta etapa é inspirada na prática baseada em evidências (PBE) e, portanto, é crítica para o desenho da RSL, uma vez que a qualidade da RSL é proposital para a qualidade das publicações de pesquisa primária incluídas (Barcot et al., 2019). A avaliação da qualidade dos estudos de investigação primária incluídos envolveu a realização de uma avaliação do nível de rigor da investigação nos desenhos e métodos das publicações selecionadas. Esta etapa deve ser imparcial, fiável, passível de revisão e repetição (Yang et al., 2021). A avaliação da qualidade avalia o estudo primário com base nas definições da EBP, o que significa "um estudo empírico em que os objectos de interesse são diretamente investigados por métodos que incluem inquéritos, estudos experimentais e ensaios de controlo aleatórios" (Minozzi et al., 2020). Por conseguinte, os passos para a avaliação da qualidade exigiram a utilização da ferramenta Risk of Bias (RoB) da Cochrane (Anexo 5s) (Yang et al., 2021; Minozzi et al., 2020). A conceção desta ferramenta garantiu a sua eficácia na avaliação do risco de enviesamento dos estudos incluídos na revisão. A ferramenta revelou-se eficaz na medida em que avaliou o viés dos artigos selecionados com base no julgamento do investigador (Minozzi et al., 2020). Permitiu comentários sobre cada um dos cinco domínios (desempenho, atrito, relato e outros), com a avaliação dos pesquisadores sobre o risco de viés nos artigos selecionados sendo alto, baixo ou pouco claro (Barcot et al., 2019). Através da orientação da ferramenta Cochrane RoB, os investigadores puderam refletir sobre a medida em que cada artigo abordou potenciais vieses na conceção, maximizando simultaneamente a validade. Além disso, a limitação desta ferramenta de avaliação da qualidade é o facto de ser mais adequada para ensaios controlados aleatórios e menos adequada para estudos observacionais, como os estudos de coorte (Minozzi et al., 2020).

Extração de dados

A etapa de extração de dados envolveu a recolha ou a extração e a organização das principais ideias dos estudos primários selecionados de forma estruturada e normalizada e a identificação das informações que são relevantes para o tema e das que não são (Mengist, Soromessa e Legese, 2020). A etapa de extração de dados também é fundamental para avaliar a qualidade dos estudos de investigação primária individuais incluídos na revisão e, por conseguinte, deve ser realizada de acordo com o protocolo padrão do PRISMA (Paré e Kitsiou, 2017; ver Anexo 4). As questões de investigação influenciaram grandemente a fase de extração de dados, permitindo que os investigadores desenvolvessem evidências centradas na resposta às questões de investigação (Pati e Lorusso, 2018). A extração de dados é estruturada em torno da coleta de dados de acordo com o protocolo pré-estabelecido, e considera informações que incluem o título da pesquisa, o autor, o ano de publicação, o método/desenho da pesquisa e os resultados (Tabela 3) (Paré e Kitsiou, 2017).

Análise de dados

A análise dos dados centrou-se na apresentação dos dados extraídos num estado significativo. Para capturar o peso dos dados extraídos, os pesquisadores escolheram os métodos de síntese narrativa e síntese temática (Siddaway, Wood e Hedges, 2019). Os pesquisadores padronizaram sistematicamente os achados em temas para a análise temática, capturando as questões e o objetivo da revisão. Os temas foram identificados e compilados com base nos achados da pesquisa primária selecionada (Apêndice 2 e 3). A síntese narrativa também foi incorporada à análise temática, pois permitiu que os achados fossem relatados de forma coerente (Pati e Lorusso, 2018). Enquanto a síntese narrativa é limitada devido à sua natureza menos rigorosa, a análise temática complementa essa limitação, aumentando a qualidade, a confiabilidade e a transferibilidade da revisão sistemática da literatura (Mengist, Soromessa e Legese, 2020).

Quadro 4: Lista dos estudos incluídos na investigação e dos conhecimentos extraídos

Authors, Year (Country)	Study Design	Sample Size and Sample Information	Risk of Bias	Research Outcomes	Theme Represented
Ballard *et al.* (2018) United Kingdom	Randomised controlled trial.	The sample size was 847, but only 553 elders completed the 9-month trial. The study adopts a cluster-randomised controlled trial across 69 residential care homes in the UK.	Low	The research purpose was to evaluate the effectiveness of the WHELD (Well-being and Health for People Living with Dementia) intervention on elders in residential homes in the UK. The findings revealed a statistical difference in improving the QOL of older adults and reducing agitation and neuropsychiatric symptoms in elders with dementia in nursing homes.	
Watkins *et al.* (2017) United Kingdom	Qualitative research design via semi-structured interviews and observations.	The sample size was 11 elders in four residential homes. Using a semi-structured interview, the researchers explored the mealtime experiences of elders in the care homes and the role this plays in their health and well-being.	Low	The research findings demonstrated that the mealtimes of elders in residential care homes play central roles in social interactions, emotional well-being, and routine. By clearly understanding how these elders interact during mealtimes, caregivers can improve caregiving and mealtime experiences and	

				ease elder transitions into residential care while also improving their overall health outcomes.
Usman *et al.* (2019) United Kingdom	Prospective cohort study	The sample size was 330 elders who completed the questionnaires across three-time points. The study used two HRQOL measures (EQ-5D-5L and HowRU questionnaires). Responses were analysed using weighted kappa statistics and intra-class correlation coefficients (ICCs).	Low	EQ-5D-5L tool, which focused on mobility, self-care, usual activities, pain/discomfort and anxiety/depression, revealed the impact of residential care on the elders with reported discrepancies in the entries of the elders and the staff proxies concerning all domains but mobility. Similarly, slight agreement was reported in the responses of the elders and proxy, hinting at significant differences in perceptions about residential care's impact on the elders.
Forster *et al.*	Randomised	The sample size was 153	Low	The research found that the

(2021) United Kingdom	controlled trial.	(eligible) elders from 300. The study adopts a cluster-randomised controlled feasibility trial. The study involved 12 residential care homes in the UK. The study included a feasibility assessment for recruitment, intervention delivery, data collection, follow-up, and safety.		"MoveMore" intervention in the residential care homes significantly impacted the elders and many experienced increases in physical activity. However, further research is needed, and more tests are required to affirm the level of effectiveness of this intervention on adults.	
Chen *et al.* (2024) China	A quantitative research method and hierarchical multiple regression analysis.	The sample size was 650 elders. The study design focused on investigating how the residential care environment influences elders' capabilities and their ability to live independently. The study also considered variation in frailty among the participants.	Low	The factors considered include "perceived accessibility", "pleasant surroundings", "meeting opportunities", and "living convenience", and the research recorded a significant difference in the physical, social and psychological capabilities of the elders. The findings from the study reveal the	

				importance of supportive residential care environments in equipping elders with the capabilities to self-manage and live independently. Through the identification of some critical factors that impact elders' capabilities, the research provides insights that can be used to develop effective community-based environmental interventions.	
Yam *et al.* (2023) China	Exploratory sequential mixed-method study	The sample size was 30 carers and 20 elders (phase 1; focus group qualitative approach via interview). In phase 2 (quantitative via survey questionnaire), 401 respondents (373 carers and 28 elderly people).	Low	The findings suggest that giving beneficiaries purchasing power and provider choice has the potential to enhance service quality, contributing to the scheme's objectives. The study also reveals a variation in the impact of the residential care units on	

				the elders. Overall, the research offers significant insights into long-term residential care policies and the design and implementation of "voucher schemes" for elderly care.
Thomas *et al.* (2020) United States	Retrospective observational national study	A national cohort of 293,336 residents, 88,867 (30,3%) ADRD living in residential care homes, 602,521 residents with ADRD residing in nursing homes (NH) and 2,074,420 community-dwelling individuals with ADRD. The focus was on rates of NH admission and hospitalisation by state.	Low	The research found that elders in residential care homes who also had ADRD reported high rates of NH admission for more intensive care (adjusted national average = 24%, ranging from 14% to 35% among states) compared to elders in community-based care. In addition, elders with ADRD in residential care had higher rates of hospitalisation (38%) compared to those in NHs (29%) and the community (34%).

Ericson-Lidman (2019) Sweden	Qualitative design; content analysis	The sample size is six. The research involved interviewing six elders in residential care, and the findings from the exercise were analysed using qualitative content analysis.	Unclear due to the choice of research design.	The study focused on the impact of residential care homes on older adults through an evaluation of experienced elders. It reported the occurrence of isolation and feelings of alienation among the residents.	
Ramocha *et al.* (2017) South Africa	Analytic cross-sectional study	The sample size was 80 elders. The RAND 36 Questionnaire was used to collect data, and unpaired t-tests and Pearson's correlation coefficient were used to evaluate the differences between the elders.	Low	The study reported a significantly lower quality of life (Mean = 68.53±19.55) than community-dwelling elders (Mean = 77.74±16.25).	Impact of residential homes on the quality of life/living of the adults
Kuok *et al.* (2017) China	Quantitative research through interviews.	The sample size was 451 older adults, of whom 203 lived in the community and 248 in residential care homes. The study used	Low	The research found that there was no significant difference between the quality of the elders irrespective of their location of care. Likewise, poor	

	standardised instruments to ascertain the quality of life of the participants and compare the impact of each care location on the elders.	physical quality of life (QOL) was linked with chronic symptoms, including severe depression, insomnia and other factors like being unmarried and having a poor educational background. Likewise, poor psychological QOL, poor social QOL and poor environmental QOL also gave similar outcomes on the elders.

Resultados e discussão das conclusões.

Os artigos incluídos no estudo relataram resultados, descobertas e conclusões que foram sintetizados para formar temas centrados na resposta às questões e objectivos da revisão. Os investigadores realizaram uma pesquisa de arquivo intensiva sobre o assunto para organizar a informação fragmentada em múltiplas perspectivas, a fim de ajudar os prestadores de cuidados e os decisores políticos a tomarem decisões mais informadas sobre a gestão dos idosos em lares residenciais. O Quadro 4 apresenta uma panorâmica dos estudos incluídos na investigação e os resultados da mesma. Os resultados relatados em cada investigação foram fundamentais para o objetivo da presente revisão sistemática, uma vez que ajudaram a investigação a concentrar-se em dar respostas sólidas às perguntas da revisão. Os resultados de todos os dez artigos de investigação primária incluídos sugerem que as abordagens multidimensionais através das lentes dos contextos multiculturais e multilocais têm impacto nos resultados dos cuidados residenciais para idosos. Os estudos selecionados para a investigação foram publicados nos últimos dez anos, e esta seleção consciente foi concebida para garantir que os resultados são novos, recentes e relevantes para o assunto em questão. Além disso, dos estudos elegíveis, apenas 1 ou 2 foram classificados como "pouco claros" em termos de viés e qualidade metodológica, o que aponta para a validade geral da investigação. No entanto, os investigadores recomendam que os resultados sejam tratados com prudência.

Lar residencial, qualidade de vida dos idosos e auto-gestão

Os resultados de Chen *et al.* (2024) revelaram que o conceito de saúde positiva de Huber, que enfatiza a capacidade de adaptação e autogestão no meio de dificuldades sociais, físicas e emocionais, era adequado para descrever o estado dos idosos em lares residenciais. A investigação reforça a ideia de que as estratégias de envelhecimento saudável devem ser encorajadas nos lares para capacitar os idosos com as capacidades de se adaptarem e cuidarem de si próprios para uma vida de qualidade (Harrison et al., 2022; Chen et al., 2024). Chen *et al.* (2024) afirmaram que uma abordagem baseada na comunidade, semelhante à "abordagem de capacidade de Sen" relatada por Naz (2020), deve ser implementada para oferecer um local de cuidados propício que facilite a vida independente dos adultos mais velhos. Além disso, os investigadores relataram resultados que revelam o impacto dos lares de idosos na autogestão e na qualidade de vida dos idosos com base em quatro factores - acessibilidade percebida, oportunidades de encontro, conveniência de vida e ambiente agradável - que apoiam a capacidade dos idosos para melhorar a autogestão e viver de forma independente (Chen et al., 2024; Naz, 2020). Os resultados são consistentes com Usman *et al.* (2019), que descreveram a qualidade de vida dos idosos em cuidados residenciais utilizando um quadro de análise de regressão múltipla e consideraram o nível de fragilidade dos idosos, bem como o impacto do ambiente residencial nas capacidades de autogestão dos idosos.

Além disso, os resultados da literatura existente relataram evidências do impacto do ambiente social no bem-estar dos idosos e no "envelhecimento saudável" (Welch et al., 2021; Ma e Shen, 2023). No entanto, Chen et al. (2024) afirmaram que existe uma lacuna quanto ao impacto da infraestrutura social nas capacidades funcionais dos idosos em cuidados residenciais. Assim, Chen *et al.* (2024) observaram que, apesar dos muitos benefícios que as interações sociais têm para os idosos, elas não têm um impacto positivo nas capacidades físicas ou fisiológicas dos adultos mais velhos. No entanto, influenciam de alguma forma a capacidade de os idosos serem mais independentes e bem geridos. Os resultados revelam ainda que as disparidades na saúde e nas capacidades dos idosos estão ligadas às componentes físicas e sociais dos ambientes dos lares residenciais (Harnett e Jonson, 2017; Verderber et al., 2023). Isto, portanto, aponta para a necessidade de os cuidadores e os decisores políticos concentrarem esforços em estratégias que influenciem o ambiente e, consequentemente, tenham impacto nas capacidades dos idosos (Stephens e Breheny, 2019; Verderber et al., 2023). Além disso, Usman et al. (2019) registaram que, ao concentrarem-se nas capacidades de autogestão dos idosos como uma medida da sua saúde geral nos lares residenciais, os cuidadores e outras partes interessadas podem reconhecer e ter em conta as variações existentes ao analisar a experiência de envelhecimento dos idosos. Além disso, a investigação concluiu que a "acessibilidade percebida", o "ambiente agradável" e a "comodidade de vida" não tiveram um impacto significativo nas variações da qualidade de vida e da saúde a longo prazo dos idosos (Chen et al., 2024). O significado do envelhecimento e da qualidade de vida nos lares de idosos não é totalmente captado pelas alterações visíveis ou pelo declínio da saúde física, como afirmam Forster et al. (2021). No entanto, os resultados da investigação revelam que as necessidades psicológicas e sociais das pessoas idosas variam significativamente com base no nível de fragilidade (Ericson-Lidman, 2019).

Para além disso, os resultados restabeleceram o papel da reestruturação do ambiente dos cuidados residenciais para ajudar os idosos a tornarem-se mais independentes (Chen et al., 2024). Além disso, isto exige que se considerem factores críticos como a acessibilidade dos lares e o desenho paisagístico da área residencial e a sua proximidade das infra-estruturas para a conveniência e satisfação dos idosos. Além disso, os resultados mostram que as capacidades físicas dos idosos em ambientes mais tradicionais com menos infra-estruturas eram fracas em comparação com as dos idosos em locais mais industrializados com melhores infra-estruturas (Usman et al., 2019). Apesar da crucialidade destes resultados, a abordagem do estudo para medir as capacidades dos idosos resulta numa lacuna na investigação. Por exemplo, a criação de um quadro de avaliação de capacidades para avaliar a qualidade psicométrica dos idosos e a sua capacidade de autogestão são passos questionáveis, apesar de satisfazerem os critérios de validade (Verderber et al., 2023).

Isto deve-se ao facto de variáveis como os contextos culturais poderem influenciar os resultados da investigação (Moor, Hamers e Mohammadi, 2022).

Intervenções Psicossociais e QV de Idosos em Lar Residencial

Ericson-Lidman (2019) revelou que os idosos em instalações de cuidados residenciais são desafiados com a perspetiva de isolamento. Uma comunicação eficaz com os cuidadores, um ambiente ou local de cuidados favorável, segurança e respeito são alguns factores cruciais que influenciaram positivamente o sentimento de pertença dos idosos no lar residencial (Baxter et al., 2021). Contextualmente, a pertença é um impulso humano fundamental, o que significa que os idosos se sentem valorizados e fazem parte integrante do sistema (Bennett, Ward e Scarinci, 2015). Os resultados da investigação mostram que este facto está associado a taxas reduzidas de doença mental e a uma melhoria do estado psicológico e social dos idosos. O relatório também mostra que estes idosos têm agora mais razões para estarem gratos por estarem vivos. Ao mesmo tempo, cooperam com os prestadores de cuidados para preservar a sua saúde psicológica (Huang et al., 2022). Por outro lado, os resultados de Ericson-Lidman (2019) revelaram que alguns idosos registaram níveis mais baixos de pertença e sintomas depressivos crónicos durante os períodos de permanência em lares residenciais. Por esta razão, os investigadores sugerem que as condições dos idosos que prosperam em lares de idosos estão ligadas a componentes fisiológicas e psicológicas (Turner e Clegg, 2014; Baxter et al., 2021; Hoogendijk e Dent, 2022). Assim, é necessário ter em conta as percepções de satisfação dos adultos mais velhos, considerando a sua perda progressiva de funções motoras. Além disso, é crucial permitir que a pessoa idosa se concentre nas suas experiências de vida e em quaisquer objectivos remanescentes, em vez de se concentrar nos seus constrangimentos diários (Ericson-Lidman, 2019). As relações estreitas com um cuidador específico e o envolvimento nas actividades diárias levaram a uma melhor qualidade de vida, a menores defeitos cognitivos e a menos comorbilidades físicas, que foram fundamentais para ajudar os idosos a prosperar em lares residenciais (Chen *et al,* 2019).

Os resultados da investigação também revelam que é uma responsabilidade crítica para os cuidadores investigar como cada adulto mais velho pode desenvolver um sentimento de pertença e prosperar enquanto reside no lar de acolhimento (Ericson-Lidman, 2019; Vo, 2021). Huang *et al.* (2022) opinaram que a investigação poderia significar a recolha de dados sobre as experiências dos residentes para usar como uma ferramenta para melhorar o seu sentimento de pertença e torná-los parte integrante do sistema e do ambiente residencial. Além disso, os resultados da investigação também mostram que alguns idosos que vivem em lares residenciais experimentam um conflito constante entre um sentimento de alienação e de pertença (Ericson-Lidman, 2019). Por exemplo, nos casos em que o ambiente físico dos lares residenciais é desconfortável, a vida quotidiana torna-se monótona para os idosos, uma vez que alguns se sentem inseguros e desconsiderados, levando-os a experimentar ainda mais o sentimento de alienação decorrente da solidão (Thomas *et al.,* 2020). A alienação também se desenvolve de forma subtil e, no contexto dos idosos residentes, pode advir de interações contínuas que resultam numa queda imprevista da qualidade do serviço ou numa variação dos resultados recebidos de um indivíduo ou grupo para outro (Ericson-Lidman, 2019). Da mesma forma, os idosos com dor ou sofrimento e a quem não é dada a plataforma certa para expressar a sua dor também estão predispostos à alienação (Neves et al., 2019; Vo, 2021). O resultado disto é que os idosos em cuidados residenciais acabam por sentir desamparo, desenraizamento, solidão existencial e falta de sentido (Neves et al., 2019).

Além disso, outro estudo concluiu que os prestadores de cuidados em lares residenciais mostraram respostas mais compassivas, o que tornou os residentes mais velhos menos alienados (Kuok et al., 2017). Da mesma forma, os esforços dos cuidadores em actividades de grupo, o papel das tecnologias digitais, a terapia assistida por animais e os cuidados individuais centrados no idoso foram relatados como estratégias eficazes no combate à solidão (Vo, 2021; Chen *et al.,* 2022). Em última análise, os resultados da investigação de Ericson-Lidman (2019) concluíram que o impacto dos lares de idosos nos idosos é de "natureza dupla". Isto significa que o lar de idosos pode ser a raiz da solidão, da alienação e da dor. No entanto, também oferece aos residentes segurança, alívio, cuidados e respeito, salientando o papel das relações de trabalho positivas entre os idosos e os prestadores de cuidados nos lares residenciais (Ericson-Lidman, 2019; Vo, 2021). Esta conclusão é consistente com Tweed *et al.* (2023), que enfatizaram o impacto da relação de trabalho positiva com base na lógica da filosofia de Martin Buber, que afirma que se espera que os seres humanos formem relações definidas pela mutualidade. Isto significa que, para que os idosos em lares residenciais recebam um sentimento de pertença e satisfação à medida que se aproximam do fim da vida, a mutualidade - confiança, tolerância e respeito - entre os residentes e os prestadores de cuidados é fundamental (Ericson-Lidman, 2019; Tweed et al., 2023).

Variação entre a QV dos idosos em cuidados residenciais e cuidados comunitários

Kuok *et al.* (2017) estudaram o impacto que os lares residenciais na China têm na qualidade de vida dos idosos em comparação com os que vivem na comunidade. Os autores fizeram algumas suposições antes de reunir os resultados, e a primeira suposição era que os idosos em instalações de cuidados residenciais teriam uma menor qualidade de vida/vida (QOL) do que aqueles em cuidados baseados na comunidade. Após a investigação, os autores rapidamente encontraram uma diferença significativa em várias dimensões da QV (Kuok et al., 2017). Os investigadores postulam que o resultado inesperado foi influenciado pelo modelo de QV definido na investigação, que revelou uma interação entre variáveis críticas, incluindo o apoio social e condições de vida decentes, bem como factores perturbadores, como a saúde fisiológica deficiente e os baixos rendimentos. No estudo de Ramocha *et al.* (2017), os investigadores descobriram que a qualidade de vida dos idosos em lares residenciais pode ser melhor gerida por intervenções estrategicamente concebidas para elevar os baixos níveis de energia e as desconexões sociais. Os autores realizaram um teste semelhante em idosos que recebem cuidados baseados na comunidade, juntamente com um acompanhamento de 18 meses. Os resultados da pesquisa mostraram que as percepções de QV diferem entre vários contextos culturais, o que é consistente com a afirmação feita por Ericson-Lidman (2019). Da mesma forma, os resultados de Ramocha *et alls* também foram consistentes com os de Kuok *et al.* (2017), que observaram que a atividade física desempenhou um papel na qualidade de vida/vida dos idosos em lares residenciais e comunidades. A investigação revelou que os idosos que viviam na comunidade eram mais activos fisicamente do que os que viviam em lares e, por conseguinte, tinham pontuações mais elevadas na PASE (Escala de Atividade Física para Idosos) (Ramocha *et al.,* 2017). Os autores também descobriram que os idosos com pontuações PASE mais elevadas apresentavam maior independência e melhores estados de saúde mental, o que conduzia a uma melhoria global da qualidade de vida. É importante salientar que os investigadores encontraram uma ligação entre o estado civil dos idosos e as pontuações da PASE, uma vez que os casais casados tinham uma melhor saúde em geral, o que foi evidenciado por melhores pontuações na escala PASE (Ramocha *et al*, 2017).

Ramocha *et al.* (2017) também descobriram que, em situações em que os factores de proteção superam os factores perturbadores, a QV entre os idosos no lar residencial aumenta. Da mesma forma, os resultados mostraram que os idosos em lares residenciais tinham condições de vida superiores aos idosos em cuidados baseados na comunidade (Kuok et al., 2017; Wu et al., 2018). Este resultado foi relatado como sendo principalmente devido à diferença na qualidade dos cuidados de saúde disponíveis e no fornecimento de alimentos (Evans et al., 2019a). No entanto, Kuok *et al.* relataram resultados esperados nos escores de qualidade de vida física e social de idosos em cuidados residenciais e aqueles na população em geral. Este resultado é semelhante às conclusões de Ericson-Lidman (2019), que referiu que a falta de oportunidades para interações sociais foi um fator importante que teve impacto nos resultados da qualidade de vida social e, em parte, nos resultados da QV física dos idosos. Além disso, Kuok *et al.* relataram que a maioria dos idosos (87,7%) tinha uma condição médica crónica, o que era algo esperado e típico para muitos adultos mais velhos em lares de idosos, considerando a sua disposição para sintomas depressivos, deterioração do funcionamento cognitivo devido ao envelhecimento e encargos com doenças. Além disso, com base no modelo de QV, foi assumido o pressuposto de que os fracos resultados de QV poderiam resultar de exigências ou necessidades sociais fundamentais não satisfeitas (Kuok et al., 2017). No entanto, contra as expectativas dos autores, os resultados da investigação não demonstraram qualquer diferença significativa na QV social e ambiental dos idosos e da comunidade em geral (Kuok et al., 2017; Wu et al., 2018). A evidência de uma maior aceitação do funcionamento prejudicado entre os idosos e o mau estado de saúde física são as explicações dadas para justificar estes resultados (Evans et al., 2019a). É necessária mais investigação sobre a população idosa para apoiar ou refutar estes resultados.

Além disso, os investigadores descobriram que os sintomas depressivos tinham uma correlação negativa com todos os domínios da QV (domínios social, psicológico, físico e ambiental), o que sugere que os sintomas depressivos têm um impacto significativo na qualidade de vida/vida dos idosos em cuidados residenciais (Kuok et al., 2017). Além disso, Kuok *et al.* também relataram que 12 idosos sofriam de insónia e de condições médicas crónicas, e que estes apresentavam pontuações de QV mais baixas. O estado civil e a educação dos idosos também tiveram impacto nas experiências e nos resultados da investigação. Por exemplo, foi relatado que os idosos casados desfrutam de maior apoio social e cuidados, mesmo em seu estado físico de deterioração da saúde, em comparação com os idosos solteiros (Kuok et al., 2017). Da mesma forma, foi relatado que o fator educação se correlaciona positivamente com a qualidade de vida (QV) ambiental, psicológica e física, o que se alinha com achados anteriores (Kuok et al., 2017; De Medeiros et al., 2020). Por outro lado, foi relatado que os idosos com baixa escolaridade apresentam insatisfação, baixa conexão social e baixa autoavaliação da saúde, o que contribui para diminuir a qualidade de vida geral dos idosos (Kuok et al., 2017; Evans et al., 2019a).

Os resultados da pesquisa podem ter relatado dados significativos relevantes para o corpo da pesquisa existente, mas deve-se notar que a pesquisa teve algumas limitações (Kuok et al., 2017). Por exemplo, a metodologia e o desenho da investigação utilizados por Kuok *et al.* (2017) apresentam falhas e os investigadores consideraram impossível determinar a relação causal entre a qualidade de vida e outras variáveis. Do mesmo modo, foram ignorados outros dados relativos à qualidade de vida - como os mecanismos de confronto, a autoestima e o apoio social - o que limitou a qualidade dos resultados (Kuok et al., 2017). De um modo geral, os efeitos negativos da insónia, das perturbações médicas significativas e da depressão na qualidade de vida (QV) dos idosos implicam que as terapias que abordam estas questões nas instalações de cuidados residenciais seriam cruciais para ajudar a melhorar a qualidade de vida e a saúde geral dos idosos (Verbeek et al., 2020).

Role of Environmental and Social Factors on Elders in Residential Care (Papel dos Factores Ambientais e Sociais nos Idosos em Cuidados Residenciais).

Os resultados de Watkins *et al.* (2017) chamaram a atenção para a importância do contacto social e das interações entre os idosos e os prestadores de cuidados nos lares. Também relataram a importância de respeitar as preferências individuais. A investigação relatou evidências das dificuldades associadas à concessão de alojamento para residentes idosos com interesses conflituosos e os constrangimentos da prestação de cuidados colectivos. Os resultados da investigação também revelam a natureza complicada da hora das refeições, tal como é vivida pelos idosos que residem nos lares (Watkins *et al,* 2017). Vários estudos de investigação relataram como é traumática a experiência de transição dos idosos de uma vida independente para uma vida dependente num lar de idosos (Boland *et al.,* 2017; Feng *et al.,* 2020; Boucaud-Maitre *et al.,* 2023). Esta transição é geralmente acompanhada de sentimentos de confusão, nervosismo, dor, arrependimento, depressão e abandono. Estes sentimentos resultam possivelmente de pensamentos sobre as consequências da vida passada e mergulham ainda mais os idosos na solidão e no isolamento social (Frochen, Ailshire e Rodnyansky, 2019). Alguns idosos também são afectados negativamente devido à falta de privacidade e autonomia, uma vez que os cuidadores tomam decisões críticas por eles, o que inadvertidamente mina a autoestima e a auto-confiança dos idosos (Watkins et al., 2017).

Outro estudo realizado por Heikkila et al. (2022) concluiu que esta questão tem um maior impacto nos novos residentes e confere-lhes o poder de decidir sobre determinados aspectos dos cuidados e das experiências no lar residencial, o que facilita significativamente a sua transição. Outra investigação relatou resultados consistentes com a noção de que as experiências dos idosos em lares de idosos são em grande parte moldadas pela sua "liberdade de escolha" e oportunidades de expressar opiniões ou preferências pessoais (Bennett, Ward e Scarinci, 2015). O tema da hora das refeições nesta investigação foi fundamental para descrever as experiências dos idosos, uma vez que oferece um contexto social que explica como as necessidades podem ser satisfeitas individualmente.

Watkins *et al.* (2017) referiram o papel que a autonomia desempenha na melhoria dos resultados gerais de saúde dos idosos. Por exemplo, quando os idosos nos lares de idosos foram autorizados a tomar decisões importantes em torno da sua vida quotidiana, o resultado foi um maior sentimento de ligação, o que reforçou ainda mais o seu sentido de comunidade, incentivando as interações sociais, o aumento do envolvimento e a melhoria da qualidade de vida. Esta conclusão é coerente com a relatada por Harnett e Jonson (2017). Harnett e Jonson (2017) descobriram que os planos e preparativos para as refeições eram a oportunidade perfeita para dar aos idosos espaço para se expressarem e se envolverem mais na sua experiência de prestação de cuidados pessoais. Durante as refeições, estes idosos podiam escolher o que comiam, quando, como e onde comiam. Do mesmo modo, eram livres de decidir com quem comer ou partilhar a mesa (Watkins *et al,* 2017; Harnett e Jonson, 2017). A abordagem relatada por Watkins é também apoiada pela Sociedade Britânica de Geriatria, que afirmou a importância de dar escolhas aos idosos e sublinhou a importância de envolver os residentes em questões relacionadas com as suas experiências no lar residencial (Turner e Clegg, 2014).

Embora os estudos de investigação sugiram a eficácia deste tipo de arranjo na qualidade de vida dos idosos (Roberts et al., 2019), deve notar-se que isto entra frequentemente em conflito com a rotina ou a estrutura orientada para o grupo de muitos lares residenciais (Dunn e Moore, 2016; Harnett e Jonson, 2017). Além disso, uma grande dificuldade na experimentação de horários de refeições em lares de idosos para melhorar a autonomia, a conexão social e a qualidade de vida dos idosos é a questão dos cuidados em grupo (Watkins et al., 2017). Por conseguinte, Watkins *et al.* afirmam o impacto do equilíbrio entre rotina e novidade. Os investigadores verificaram que os idosos acolheram bem a novidade que advém do facto de descansarem da tomada de decisões sobre os seus cuidados. No entanto, surgiram conflitos devido às enormes diferenças a nível individual e

preferências do grupo relativamente à escolha das refeições e à disposição dos lugares. Este facto é consistente com os resultados relatados em (Watkins et al., 2017). Além disso, a hora das refeições tem sido associada à criação de motivos para interações sociais e a um maior sentimento de pertença, uma vez que os idosos partilham refeições e bebidas com os seus companheiros (Dunn e Moore, 2016; Harnett e Jonson, 2017). No entanto, a investigação revela que alguns idosos preferem a reclusão durante as refeições e evitam comer em locais com muita gente (Watkins *et al.*, 2017). Neste caso, os prestadores de cuidados tiveram de encontrar o equilíbrio certo, permitindo que os residentes escolhessem a reclusão, comendo em privado nos seus quartos. Embora esta disposição vá contra o modelo da hora das refeições que promove as interações sociais, proteger as escolhas e a privacidade dos residentes pode ser uma estratégia eficaz que os ajuda a ver a necessidade de se ligarem ao grupo, servindo tanto os interesses do grupo como os individuais (Watkins et al., 2017).

Usman *et al.* (2017) também examinaram o impacto da satisfação residencial e dos factores ambientais no bem-estar e na qualidade de vida dos idosos em lares residenciais. A investigação centrou-se principalmente na forma como os factores ambientais externos influenciam a depressão nos idosos que vivem nestes lares. Os resultados da investigação revelaram que cerca de 46,1% dos idosos investigados apresentavam sintomas depressivos (ligeiros ou clinicamente significativos). Do mesmo modo, 12,6% dos idosos sofriam de depressão moderada a mais grave. Curiosamente, estes resultados são semelhantes aos de Liu et al. (2017), que relataram uma avaliação comparativa da classificação depressiva dos adultos mais velhos em relação aos que se encontravam em ambientes institucionalizados, e um resultado de 30-40% de variação mostra que os idosos em lares residenciais sofriam de depressão mais crónica do que os que se encontravam em hospitais ou instituições. Por outro lado, os autores descobriram que os idosos que vivem na comunidade têm mais ocorrências de depressão do que os idosos em lares residenciais (Liu et al., 2017). Este facto aponta para o impacto da variação nos cuidados e na qualidade disponíveis. Da mesma forma, os dados empíricos revelam aspetos críticos do ambiente externo da localização dos cuidados e o seu impacto na depressão dos idosos residentes (Usman et al., 2019). A localização dos cuidados é influenciada pela geografia, pela qualidade do ar e pelos transportes, e todos estes factores desempenham papéis críticos na melhoria da pontuação de satisfação dos idosos (Mattos et al., 2014).

Por exemplo, o estudo concluiu que estes factores têm uma correlação negativa com os sintomas depressivos (Montes Reula et al., 2021). No entanto, a avaliação dos factores ambientais em torno do local de prestação de cuidados foi considerada fundamental para ajudar a melhorar a depressão nestes adultos. Esta conclusão específica é semelhante à relatada por Cancela *et al.* (2023), uma vez que o autor provou o impacto das infra-estruturas e dos esforços para melhorar a qualidade do ar em lares residenciais no bem-estar psicológico dos idosos.

Além disso, os resultados da investigação também relatam o papel das ligações sociais em adultos que deixam as suas famílias, territórios familiares e bairros (Su, Research and 2019, 2019). Da mesma forma, foi relatado que os idosos e as suas famílias que aguardam a transição para lares residenciais estão interessados nos elementos ambientais em torno do seu potencial local de cuidados. Isto significa que estes idosos consideram factores como a conveniência da estrada, o acesso a assistência médica e a qualidade do ar para respirar. Da mesma forma, elementos subtis como a localização geográfica (proximidade dos verdes) também são considerados importantes, uma vez que influenciam o sentido de ligação social destes idosos com a comunidade (Cancela et al., 2020). Além disso, outro estudo realizado por Neves *et al.* (2019) relatou resultados de cerca de 35% dos idosos residentes em instituições de cuidados de saúde que se encontravam em solidão crónica, enquanto 65% dos seus homólogos estavam ligeiramente solitários. Estes resultados significam que a solidão é um resultado esperado dos cuidados de longa duração em lares residenciais com variações de gravidade (Huang et al., 2022). Esta dedução é ainda apoiada por aqueles que postularam que a solidão pode ser um fator importante capaz de atacar a qualidade de vida dos idosos nestes lares, e os resultados relatados revelam que alguns vêem a solidão e o isolamento social como problemas pessoais, independentemente das experiências contextualizadas e das ligações que rodeiam os idosos (Boucaud-Maitre et al., 2023). Além disso, os idosos residentes em lares comunitários apresentam uma menor prevalência de solidão do que os residentes em lares de idosos. Cerca de 63% dos idosos em lares residenciais relataram sentir solidão, apesar de estarem rodeados por um ambiente aparentemente socialmente interativo (Montes-Reula et al., 2021). No entanto, apesar da presença de um ambiente socialmente saudável, os resultados da investigação revelam que fatores como relações superficiais com outros residentes e cuidadores, bem como uma variação nas capacidades mentais, são fatores críticos que influenciam a ligação social nestes lares de idosos (Ramocha, Louw e Tshabalala, 2017). A perda de um cônjuge, a fragilidade e a dependência dos idosos são factores que influenciam o nível de ligações sociais entre os idosos. Por conseguinte, é fundamental estabelecer e promover oportunidades de criação de laços sociais entre os idosos e envolvê-los em actividades que reduzam significativamente a solidão e o tédio, o que tem sido relatado como um desafio para os lares de idosos (Kuok et al., 2017; Boucaud-Maitre et al., 2023). Do mesmo modo, existe um nível significativo de variabilidade nos estudos de investigação, o que está relacionado com atributos não comunicados, como a duração da estadia nos lares, o motivo da admissão, a variação da amostra, o viés da amostra e a taxa de resposta. Na maioria das vezes, estes pormenores podem ser fundamentais para ajudar os idosos a compreender as avaliações da solidão. Neves *et al.* (2019) postulam que a variação na solidão entre os idosos em lares de idosos difere por nação. No entanto, os autores afirmam que não se sabe até que ponto essa variação é relatada por país, e isso é apoiado pelos resultados, que revelam que o PIB do país e a solidão não tiveram correlações (Neves et al., 2019). No entanto, os fatores geográficos, culturais e económicos são considerados ao avaliar as localizações específicas de cada país e o seu impacto na solidão dos idosos em lares residenciais (Neves et al., 2019; Huang et al., 2022). Outro relatório de investigação mostra que a variação da solidão entre os idosos em lares de idosos está ligada a disparidades entre instalações de cuidados específicas. Por outras palavras, os regulamentos em que se baseia (estatal ou federal), o tipo de instalação (privada, pública ou voluntária/caritativa), a localização, o número de residentes, o número de pessoas com demência e a dimensão do lar influenciam o nível de solidão entre estes idosos (Ballard et al., 2018; Boucaud-Maitre et al., 2023). Thomas *et al.* (2020)

postulam que os lares residenciais com taxas mais baixas de solidão e depressão entre os idosos devem ser explorados para identificar ou expor as abordagens adoptadas para melhorar as interações sociais nos lares. Isto porque ter uma compreensão mais clara do que funciona e do que não funciona daria aos prestadores de cuidados em vários locais ideias sobre como otimizar a prestação de cuidados aos idosos nesses lares (Thomas *et al.*, 2020). Além disso, a demência nos idosos é um fator importante que pode ter impacto na avaliação do que funciona (Ballard et al., 2018). A investigação relata que os idosos com demência são mais de dois terços dos residentes no Reino Unido, e as medidas de avaliação da solidão podem ser afectadas devido à fragilidade destes idosos e à sua disposição para a apatia, o que aumenta a solidão (De Medeiros et al., 2020). Por conseguinte, recomenda-se que as escalas de autorrelato não sejam utilizadas como ferramentas de avaliação para idosos com dificuldades de comunicação devido a doenças crónicas como a demência (Ballard et al., 2018; Liu et al., 2017). Em vez disso, podem ser utilizadas abordagens como o relato por procuração ou a observação para obter uma compreensão mais profunda do tema da solidão em lares de idosos com demência (Thomas et al., 2020).

Intervenções para melhorar a qualidade de vida dos idosos em centros de acolhimento

Os adultos mais velhos correm um maior risco de sofrer um declínio na fraqueza física, mobilidade funcional, capacidade cognitiva e qualidade de vida global à medida que envelhecem progressivamente (Mattos et al., 2014). A velhice é também marcada por uma maior dependência e uma esperança de vida mais curta (Rand et al., 2021). Assim, o exercício físico tem sido postulado como uma das intervenções mais frequentemente utilizadas em lares residenciais para lidar com as preocupações de fraqueza fisiológica e declínio das funções físicas entre estes adultos mais velhos. (Cancela et al., 2020). Uma vez que os idosos são considerados fisicamente fracos, a intervenção de atividade física envolveria tempo de lazer e exercícios físicos que se centram na melhoria da coordenação e das capacidades físicas. Forster *et al.* (2021) investigaram os benefícios da atividade física na melhoria das capacidades funcionais e da qualidade de vida dos idosos em lares residenciais. Os resultados da investigação revelam que os idosos que praticam mais actividades físicas apresentam melhorias significativas em termos de saúde, nomeadamente no que se refere à sua mobilidade e independência na realização de tarefas e à redução dos sintomas de insónia e depressão (Forster et al., 2021). Curiosamente, a investigação mostra que nem todas as variáveis de qualidade de vida melhoraram nestes idosos, uma vez que os melhores resultados foram considerados associados a períodos de ensaio mais longos e a uma maior frequência de actividades físicas (em média, três vezes por semana) (Su, Research and 2019, 2019). Os resultados também demonstram que, independentemente do nível de intensidade, os idosos podem melhorar a sua qualidade de vida através destas actividades físicas de pouca resistência e intensidade, sublinhando assim a notável eficiência da atividade física, mesmo nas populações mais vulneráveis (Poveda-López, Lillo-Navarro e Montilla-Herrador, 2024).

A atividade física nestes idosos é definida como actividades de intensidade moderada que aumentam visivelmente a frequência cardíaca e a respiração (Baldelli et al., 2021). No entanto, a eficácia desta intervenção é afetada pelo facto de a frequência cardíaca dos idosos diminuir com a idade e, provavelmente, com a utilização de medicamentos (Forster *et al.,* 2021). Assim, pode ser um pouco difícil e complicado avaliar a eficácia da atividade física em adultos mais velhos. Por este motivo, recomenda-se a utilização da escala de Borge (Baldelli et al., 2021). A escala de Borge é uma abordagem subjectiva que tem em conta a perceção do esforço da atividade física, o que ajuda a medir a intensidade adaptada da atividade física nos idosos (Liu et al., 2017). Basicamente, a escala considera os sentimentos reais experimentados pelos adultos mais velhos durante o exercício, a fim de avaliar o nível de eficácia desses exercícios nos idosos. Além disso, o impacto da atividade física nestes idosos não se limita a melhorar as capacidades funcionais, mas também a proporcionar uma ligação social e ambiental (De Medeiros et al., 2020; Verbeek et al., 2020). Do mesmo modo, a investigação relata uma abordagem de intervenção multidimensional para os idosos em cuidados residenciais. Os resultados revelam que os idosos que interagem com música e exercício físico, bem como com exercícios cognitivo-comportamentais e atividade física, apresentam níveis relativamente mais baixos de depressão, ansiedade e instabilidade comportamental, a par de melhores capacidades cognitivas, qualidade de vida e satisfação (Forster et al., 2021; Berk et al., 2023). Assim, com base nestes resultados, as intervenções optimizadas para os adultos mais velhos são aquelas que consideram uma abordagem multidimensional destinada a melhorar diversas variáveis ou factores que se somam para a melhoria da qualidade de vida destes idosos (Forster et al., 2021). Além disso, as intervenções também devem ter em conta os prestadores de cuidados, oferecendo programas de formação sobre a melhor abordagem para a prestação de cuidados. Isto pode ser feito sob a forma de seminários sobre uma variedade de tópicos, incluindo comunicação, bem-estar, personalização de planos de cuidados e estratégias de melhoria contínua (Baldelli et al., 2021). O resultado destas abordagens inclui uma maior capacitação dos idosos, uma maior independência, cuidados centrados na pessoa, um maior grau de satisfação, um declínio da solidão, da ansiedade e da depressão e uma melhoria das capacidades funcionais (Rand et al., 2021). Em última análise, a capacidade dos prestadores de cuidados em lares residenciais para construir relações de confiança com os idosos pode ser útil para garantir a confiança e reconhecer os desafios, bem como os pontos fortes e fracos dos idosos em cuidados residenciais (Van Loon et al., 2021). Do mesmo modo, as novas tecnologias como os jogos, a simulação e a estimulação mental podem também ser incorporadas nos cuidados aos idosos para ajudar a melhorar a mobilidade, a memória, as interações sociais, a cooperação, as funcionalidades físicas e a independência (Evans et al., 2019b).

Conclusão

Esta revisão sistemática contribui para um conhecimento e uma compreensão aprofundados do impacto dos cuidados residenciais nos idosos, utilizando as experiências vividas pelos idosos e a informação existente sobre o assunto. Os resultados da investigação foram apresentados em temas que abrangem pontos centrais do objetivo e da pergunta da revisão. Estes incluem os lares residenciais, a QV dos idosos e a auto-gestão, as intervenções psicossociais e a QV dos idosos em lares residenciais, a variação entre a QV dos idosos em lares residenciais e em lares comunitários, o papel do ambiente e dos factores sociais nos idosos em lares residenciais e a intervenção para melhorar a QV dos idosos em lares residenciais. Os resultados da investigação revelam que os lares de acolhimento residencial têm impacto na independência e na auto-gestão dos idosos, bem como na sua qualidade de vida. As componentes sociais destes ambientes de cuidados residenciais também tiveram um impacto no bem-estar e na qualidade de vida destes idosos.

No que diz respeito ao impacto das intervenções psicossociais na qualidade de vida dos idosos, os resultados da investigação revelaram que, uma vez que os idosos estão constantemente a lutar contra o isolamento e a solidão, estratégias como a comunicação eficaz com os prestadores de cuidados, um ambiente propício, a segurança e outros são alguns dos factores que influenciam a qualidade de vida dos idosos em lares. Os investigadores testaram a variação entre a QV dos idosos em lares residenciais e em lares comunitários, e os resultados apresentados provaram que a qualidade de vida dos idosos em lares pode ser melhorada através da melhoria das desconexões sociais e dos baixos níveis de energia. Os investigadores descobriram que a QV difere em várias culturas entre os idosos que vivem na comunidade e os residentes em lares de idosos. Na comparação, verificou-se que a atividade física desempenha um papel importante na qualidade de vida dos idosos, tanto em lares comunitários como em lares residenciais, sendo os residentes comunitários mais aptos fisicamente do que os residentes em lares.

Os resultados também revelaram que os idosos em lares residenciais tinham melhores condições de vida, sendo a principal diferença a oferta de alimentos e a disponibilidade de cuidados de saúde de qualidade. A investigação salientou as complexidades em torno da hora das refeições e concluiu que os idosos sentirão mais satisfação e reduzirão a solidão e o isolamento social quando lhes for dada autonomia na tomada de certas decisões sobre os seus cuidados, o que inclui quando, onde, como e com quem devem tomar as suas refeições. Foi também investigado o impacto dos factores ambientais residenciais no bem-estar e na qualidade de vida dos idosos. Curiosamente, os resultados revelaram que os idosos que vivem na comunidade tinham mais ocorrências de depressão do que os idosos em lares residenciais. No entanto, este resultado aponta para o impacto da variação nos cuidados e na qualidade disponíveis. Além disso, também foram relatados resultados para este tema: intervenção para melhorar a qualidade de vida dos idosos em lares residenciais.

Os resultados revelam que os idosos que se caracterizam pela fragilidade, mobilidade funcional reduzida, capacidade cognitiva e QV global são marcados por uma maior dependência. Globalmente, considerando a avaliação destes temas, os investigadores referem que os lares residenciais têm impacto no bem-estar, na QV e na saúde física, psicológica e social global dos adultos mais velhos. Da mesma forma, factores como o local de residência, o ambiente, as ligações sociais e a qualidade dos cuidados também foram considerados factores críticos com impacto na saúde dos idosos.

Limitações da investigação

As revisões sistemáticas tornaram-se mais populares devido à onda da medicina baseada em provas. Espera-se que os resultados desta investigação sejam tratados com cautela devido a certas limitações comuns aos estudos de revisão sistemática. Por exemplo, a revisão baseou-se num número limitado de bases de dados (5), o que constituiu uma limitação para a investigação, uma vez que os estudos elegíveis foram reduzidos. Os investigadores admitiram que a qualidade da revisão e a veracidade dos resultados teriam sido melhoradas com a ajuda de um editor externo. No entanto, tal não foi possível devido às restrições de tempo e às limitações orçamentais.

Implicações para futuros estudos de investigação

O resultado da revisão sistemática procura impulsionar mais políticas e programas que se centrem na satisfação das necessidades dos idosos e na melhoria da localização dos cuidados e da satisfação residencial. A investigação também procura ajudar a promover abordagens para prevenir e gerir eficazmente a fragilidade e a depressão nos idosos em lares residenciais. Os resultados da investigação revelaram que a satisfação residencial dos idosos com a qualidade dos cuidados, os ambientes de vida e as interações sociais influenciam o risco de depressão. Por conseguinte, outra implicação deste estudo é que uma estratégia eficaz para melhorar a qualidade de vida e a satisfação nos lares é aumentar o grau de satisfação dos idosos. Isto significa que é necessário fornecer não só ajuda médica básica, mas também uma atenção às necessidades sociais e emocionais dos idosos. Além disso, a robustez dos idosos que transitam dos cuidados familiares para os lares é melhorada quando se satisfaz a expetativa dos idosos e dos membros da família de receberem excelentes cuidados e apoio psicológico permanentes. Por conseguinte, este estudo incentiva os prestadores de cuidados e os decisores políticos a melhorarem os serviços de cuidados para garantir que as expectativas de cuidados "orientados para os residentes" sejam satisfeitas (Verbeek et al., 2020). Isto pode exigir a renovação dos lares residenciais, a melhoria das instalações, o planeamento de actividades de lazer, a melhoria das interações sociais e a garantia de ambientes acolhedores. Por vezes, os idosos em cuidados residenciais dão por si em ambientes estranhos que não escolheram conscientemente, mas que vão para lá com algum nível de expectativas. Por conseguinte, nas situações em que os aspectos sociais e físicos deste novo ambiente não correspondem às suas expectativas, é de esperar uma experiência de vida insatisfatória. Para compreender o estado de espírito destes idosos, podem ser efectuadas apreciações e avaliações positivas. Da mesma forma, a implicação desta investigação, particularmente no campo da gerontologia e do trabalho social, garante que os prestadores de cuidados residenciais e as famílias se envolvam mais na ajuda aos idosos na aprendizagem de mecanismos de sobrevivência para lidar com expectativas ou requisitos não satisfeitos nos seus novos ambientes.

Referências

1. Agbawodikeizu, P.U., Ekoh, P.C., Tanyi, P.L., Ezulike, C.D. e Okoye, U.O. (2024) 'Exploring Older Adults' Perception of Living in Residential Care Facilities as an Alternative Care Option: Tales from Older Adults in Southeastern Nigeria", *Ageing International,* 49(1), pp. 1-21. Disponível em: https://doi.org/10.1007/S12126-023-09527-8.
2. Baldelli, G., De Santi, M., De Felice, F. e Brandi, G., (2021) 'Intervenções de atividade física para melhorar a qualidade de vida dos idosos que vivem em instalações de cuidados residenciais: Uma revisão sistemática", *Enfermagem Geriátrica,* 42(4), pp. 806-815. Disponível em: https://www.sciencedirect.com/science/article/pii/S019745722100149X (Acedido em: 23 de agosto de 2024).
3. Ballard, C., Corbett, A., Orrell, M., Williams, G., Moniz-Cook, E., Romeo, R., Woods, B., Garrod, L., Testad, I., Woodward-Carlton, B., Wenborn, J., Knapp, M. and Fossey, J. (2018) 'Impact of person-centred care training and person-centred activities on quality of life, agitation, and antipsychotic use in people with dementia living in nursing homes', *PLoS Medicine,* 15(2). Disponível em: https://doi.org/10.1371/journal.pmed.1002500.
4. Barcot, O., Boric, M., Poklepovic Pericic, T., Cavar, M., Dosenovic, S., Vuka, I. e Puljak, L. (2019) 'Risk of bias judgments for random sequence generation in Cochrane systematic reviews were frequently not in line with Cochrane Handbook', *BMC Medical Research Methodology,* 19(1), pp. 1-10. Disponível em: https://doi.org/10.1186/S12874-019-0804-Y/TABLES/2.
5. Baxter, R., Corneliusson, L., Bjork, S., Kloos, N. e Edvardsson, D. (2021) 'A recipe for thriving in nursing homes: A meta-ethnography", *Journal of Advanced Nursing,* 77(6), pp. 2680-2688. Disponível em: https://doi.org/10.1111/JAN.14775.
6. Bennett, M.K., Ward, E.C. e Scarinci, N.A. (2015) 'Mealtime management in Australian residential aged care: Comparison of documented, reported and observed care", *International Journal of Speech-Language Pathology,* 17(5), pp. 451-459. Disponível em: https://doi.org/10.3109/17549507.2014.987816.

7. Berk, M., Kohler-Forsberg, O., Turner, M., Penninx, B.W.J.H., Wrobel, A., Firth, J., Loughman, A., Reavley, N.J., McGrath, J.J., e Marx, W. (2023) 'Comorbidity between major depressive disorder and physical diseases: a comprehensive review of epidemiology, mechanisms and management', *World Psychiatry,* 22(3), pp. 366-387. Disponível em: https://doi.org/10.1002/WPS.21110.
8. Boland, L., Légaré, F., Perez, M.M.B., Menear, M., Garvelink, M.M., McIsaac, D.I., Painchaud Guérard, G., Emond, J., Brière, N. e Stacey, D. (2017) 'Impact of home care versus alternative locations of care on elder health outcomes: An overview of systematic reviews", *BMC Geriatrics,* 17(1). Disponível em: https://doi.org/10.1186/S12877-016-0395-Y.
9. .

10. Boucaud-Maitre, D., Letenneur, L., Dramé, M., Taubé-Teguo, N., Dartigues, J.F., Amieva, H. e Tabué-Teguo, M. (2023) 'Comparison of mortality and hospitalizations of older adults living in residential care facilities versus nursing homes or the community. Uma revisão sistemática", *PLOS ONE,* 18(5), p. e0286527. Disponível em:
https://doi.org/10.1371/JOURNAL.PONE.0286527.
11. Cancela, J.M., Cancela, J.M., Perez, C.A., Rodrigues, L.P., Rodrigues, L.P. e Bezerra, P. (2020) 'Os Benefícios a Longo Prazo de um Programa de Atividade Física Multicomponente para a Composição Corporal, Força Muscular, Capacidade Cardiorrespiratória e Densidade Mineral Óssea num Grupo de Nonagenários', *Rejuvenation Research,* 23(3), pp. 217-223. Disponível em: https://doi.org/10.1089/REJ.2019.2195.
12. Chen, M., Bolt, G. e Hooimeijer, P., (2024) 'The impact of residential environment on older people's capabilities to live independently: a survey in Beijing', *BMC Public Health,* 24(1), p. 843. Disponível em: https://doi.org/10.1186/s12889-024-18262-x.
13. Chen, W., Chen, S. e Zhong, B. (2019) 'Sentimento de alienação e suas associações com sintomas depressivos e má qualidade do sono em adultos mais velhos que experimentaram o bloqueio em Wuhan, China, durante o', *Journal of Geriatric,* 2022(2), pp. 215-222. Disponível

em: https://doi.org/10.1177/08919887221078564.

14.Cumpston, M.S., McKenzie, J.E., Thomas, J. e Brennan, S.E. (2020) 'The use of "PICO for synthesis" and methods for synthesis without meta-analysis: protocol for a survey of current practice in systematic reviews of health interventions', *FlOOOResearch,* 9. Disponível em: https://doi.org/10.12688/F1000RESEARCH.24469.2.

15.De Medeiros, M.M.D., Carletti, T.M., Magno, M.B., Maia, L.C., Cavalcanti, Y.W. and Rodrigues-Garcia, R.C.M. (2020) 'Does the institutionalization influence elderly's quality of life? Uma revisão sistemática e meta-análise', *BMC Geriatrics,* 20(1), pp. 1-25. Available at: https://doi.org/10.1186/S12877-020-1452-0/TABLES/9.

16.Dunn, H. e Moore, T (2016) '"You can't be forcing food down 'em': Nursing home carers" perceptions of residents' dining needs', *Journal of Health Psychology,* 21(5), pp. 619-627. Disponível em: https://doi.org/10.1177/1359105314532971.

17.Ericson-Lidman, E. (2019) "Lutando entre um sentimento de pertença e um sentimento de alienação: Residents' experiences of living in a residential care facility for older people in Sweden", *Nordic Journal of Nursing Research,* 39(3), pp. 143-151. Disponível em: https://doi.org/10.1177/2057158519825766.

18.Eriksen, M.B. e Frandsen, T.F. (2018) 'O impacto do paciente, intervenção, comparação, resultado (PICO) como uma ferramenta de estratégia de pesquisa na qualidade da pesquisa de literatura: uma revisão sistemática', *Journal of the Medical Library Association: JMLA,* 106(4), p. 420. Disponível em: https://doi.org/10.5195/JMLA.2018.345.

19.Evans, C.J., Ison, L., Ellis-Smith, C., Nicholson, C., Costa, A., Oluyase, A.O., Namisango, E., Bone, A.E., Brighton, L.J., Yi, D., Combes, S., Bajwah, S., Gao, W., Harding, R., Ong, P., Higginson, I.J. e Maddocks, M. (2019a) 'Modelos de prestação de serviços para maximizar a qualidade de vida das pessoas idosas no fim da vida: A Rapid Review", *The Milbank Quarterly,* 97(1), pp. 113-175. Disponível em: https://doi.org/10.1111/1468-0009.12373.

20.Evans, C.J., Ison, L., Ellis-Smith, C., Nicholson, C., Costa, A., Oluyase, A.O., Namisango, E., Bone, A.E., Brighton, L.J., Yi, D., Combes, S., Bajwah, S., Gao, W., Harding, R., Ong, P.,

Higginson, I.J. e Maddocks, M. (2019b) 'Modelos de prestação de serviços para maximizar a qualidade de vida das pessoas idosas no fim da vida: A Rapid Review", *The Milbank Quarterly*, 97(1), pp. 113-175. Disponível em: https://doi.org/10.1111/1468-0009.12373.

21. Forster, A., Airlie, J., Ellwood, A., Godfrey, M., Green, J., Cundill, B., Dawkins, B., Mcmaster, N. e Hulme, C. (2021) 'Uma intervenção para aumentar a atividade física em residentes de lares de idosos: resultados de um ensaio de viabilidade controlado e randomizado por cluster (o ensaio REACH)', *Idade e envelhecimento,* 50, pp. 2063-2078. Disponível em: https://doi.org/10.1093/ageing/afab130.

22. Frandsen, T.F., Bruun Nielsen, M.F., Lindhardt, C.L. e Eriksen, M.B. (2020) "A utilização do modelo PICO completo como ferramenta de pesquisa para revisões sistemáticas resultou numa menor recordação de alguns elementos PICO", *Journal of Clinical Epidemiology,* 127, pp. 69-75. Disponível em: https://doi.org/10.1016/J.JCLINEPI.2020.07.005.

23. Fried, L.P. (2020) "Designing a New Social Infrastructure to Combat Loneliness in Aging Adults", *Generations,* 44(3), pp. 1-12.

24. Frochen, S., Ailshire, J. e Rodnyansky, S. (2019) 'Cuidados residenciais em Los Angeles: Evaluating the spatial distribution of facilities and neighbourhood access to care among older adults", *Local environment,* 24(3), p. 274. Disponível em: https://doi.org/10.1080/13549839.2018.1564254.

25. Gardiner, C., Laud, P., Heaton, T e Gott, M., (2020) 'Qual é a prevalência da solidão entre os idosos que vivem em lares residenciais e de cuidados de enfermagem? A systematic review and meta-analysis", *Age and ageing,* 49(5), pp. 748-757. Disponível em: https://doi.org/10.1093/ageing/afaa049.

26. Garner, R., Tanuseputro, P., Manuel, D.G. e Sanmartin, C. (2018) 'Transitions to long-term and residential care among older Canadians', *Health Rep,* 29(5), pp. 13-23. Disponível em: https://caregiversns.org/images/uploads/tiac/Transitions_to_longterm_care_among_older_ca n adian_adults_2018.pdf (Acesso em: 12 de agosto de 2024).

27. Gilbert, A.S. (2021) "Conceptualising trust in aged care", *Ageing & Society,* 41(10), pp. 2356-

2374. Disponível em: https://doi.org/10.1017/S0144686X20000318.

28. Grindlay, D.J.C. and Karantana, A. (2018) 'Putting the "systematic" into searching - tips and resources for search strategies in systematic reviews', *Journal of Hand Surgery: European Volume,* 43(6), pp. 674-678. Available at: https://doi.org/10.1177/1753193418778978/ASSET/1753193418778978.FP.PNG_V03.

29. Gusenbauer, M. e Haddaway, N.R. (2020) "Que sistemas de pesquisa académica são adequados para revisões sistemáticas ou meta-análises? Evaluating retrieval qualities of Google Scholar, PubMed, and 26 other resources", *Research Synthesis Methods,* 11(2), pp. 181-217. Disponível em: https://doi.org/10.1002/JRSM.1378.

30. Harnett, T. e Jonson, H., (2017) 'Shaping nursing home mealtimes', *Ageing & Society,* 37(4), pp. 823-844. Disponível em: https://www.cambridge.org/core/journals/ageing-and-society/article/shaping-nursing-home-mealtimes/885633B1D8B2F5F0AD62C42AA0007B6D (Acedido em: 16 de agosto de 2024).

31. Harrison, S.L., Dyer, S.M., Laver, K.E., Milte, R.K., Fleming, R. e Crotty, M. (2022) 'Physical environmental designs in residential care to improve quality of life of older people', *The Cochrane Database of Systematic Reviews,* 2022(3). Available at: https://doi.org/10.1002/14651858.CD012892.PUB2.

32. Heikkila, K., Andersson, S., Lagerbielke, E., Persson, C., Sandgren, A. e Harstade, C.W. (2022) 'Mealtime interventions and their outcomes in care homes for older people considering the five aspects meal model: An integrative review", *Geriatric Nursing,* 47, pp. 171-182. Disponível em: https://doi.org/10.1016ZJ.GERINURSE.2022.07.011.

33. Hoogendijk, E.O. e Dent, E. (2022) "Trajectories, Transitions, and Trends in Frailty among Older Adults: A Review", *Annals of Geriatric Medicine and Research,* 26(4), p. 289. Disponível em: https://doi.org/10.4235/AGMR.22.0148.

34. Huang, P.H., Wang, S.Y., Hu, S.H. e Chuang, YH. (2022) "Older residents' perceptions of loneliness in long-term care facilities: A qualitative study", *International Journal of Mental*

Health Nursing, 31(3), pp. 601-610. Disponível em: https://doi.org/10.1111/INM.12979.

35. Jentoft, E.E. (2023) "Technology and older adults in British loneliness policy and political discourse", *Frontiers in Digital Health,* 5, p. 1168413. Disponível em: https://doi.org/10.3389/FDGTH.2023.1168413/BIBTEX.

36. Kuok, C.F.K., Li, L., Xiang, YT., Nogueira, B.O.C.L., Ungvari, G.S., Ng, C.H., Chiu, H.F.K., Tran, L. e Meng, L.R. (2017) 'Qualidade de vida e correlatos clínicos em idosos que vivem na comunidade e em lares de idosos em Macau', *Psychogeriatrics,* 17(3), pp. 194-199. Disponível em: https://doi.org/10.1111/PSYG.12214.

37. Linares-Espinós, E., Hernández, V., Domínguez-Escrig, J.L., Fernández-Pello, S., Hevia, V., Mayor, J., Padilla-Fernández, B. e Ribal, M.J. (2018) 'Methodology of a systematic review', *Actas Urológicas Españolas (English Edition)*, 42(8), pp. 499-506. Disponível em: https://doi.org/10.1016/J.ACUROE.2018.07.002.

38. Liu, S., Ouyang, Z., ... A.C.-T.I.J. e 2018, undefined (2017) 'Neighborhood environment, residential satisfaction, and depressive symptoms among older adults in residential care homes', *journals.sagepub.comS Liu, Z Ouyang, AM Chong, H WangThe International Journal of Aging and Human Development, 2018·journals.sagepub.com,* 87(3), pp. 268-288. Disponível em: https://doi.org/10.1177/0091415017730812.

39. Ma, W. e Shen, Z. (2023) "Impact of community care services on the health of older adults: evidence from China", *Frontiers in Public Health,* 11, p. 1160151. Disponível em: https://doi.org/10.3389/FPUBH.2023.1160151/BIBTEX.

40. Mansfield, L., Victor, C., Meads, C., Daykin, N., Tomlinson, A., Lane, J., Gray, K. e Golding, A. (2021) 'Uma revisão conceitual da solidão em adultos: Qualitative evidence synthesis", *International Journal of Environmental Research and Public Health,* 18(21), p. 11522. Disponível em: https://doi.org/10.3390/IJERPH182111522/S1.

41. Mattos, I., Carmo, C. do, Santiago, L., geriatrics, L.L.-B. and 2014, undefined (2014) 'Factors associated with functional incapacity in elders living in long stay institutions in Brazil: a cross-sectional study', *SpringerIEMattos, CNdo Carmo, LMSantiago, LL LuzBMC geriatrics,*

*2014*Springer,* 14(1). Disponível em: https://doi.org/10.1186/1471-2318-14-47.

42. McHugh Power, J.E., Hannigan, C., Carney, S. e Lawlor, B.A. (2017) 'Exploring the meaning of loneliness among socially isolated older adults in rural Ireland: a qualitative investigation', *Qualitative Research in Psychology*, 14(4), pp. 394-414. Disponível em: https://doi.org/10.1080/14780887.2017.1329363.

43. Mengist, W., Soromessa, T. e Legese, G. (2020) 'Method for conducting systematic literature review and meta-analysis for environmental science research', *MethodsX*, 7, p. 100777. Disponível em: https://doi.org/10.1016/J.MEX.2019.100777.

44. Minozzi, S., Cinquini, M., Gianola, S., Gonzalez-Lorenzo, M. e Banzi, R. (2020) 'A ferramenta revista de risco de viés da Cochrane para ensaios aleatórios (RoB 2) mostrou baixa fiabilidade interavaliadores e desafios na sua aplicação', *Journal of Clinical Epidemiology,* 126, pp. 3744. Disponível em: https://doi.org/10.1016/J.JCLINEPI.2020.06.015.

45. Montes-Reula, L., Cañete-Lairla, M., Navarro-López, J., Pelegrin-Valero, C., Galindo-Ortiz de Landázuri, J., Marijuán-Fernández, P. e Olivera-Pueyo, F.J. (2021) 'Factores predominantes de institucionalização em idosos: um estudo comparativo entre enfermagem domiciliária e habitação comunitária', *Working with Older People,* 25(1), pp. 58-72. Available at: https://doi.org/10.1108/WWOP-08-2020-0043/FULL/HTML.

46. Moor, N.J.A., Hamers, K. e Mohammadi, M. (2022) "Ageing Well in Small Villages: O que mantém os adultos mais velhos felizes? Environmental Indicators of Residential Satisfaction in Four Dutch Villages", *International Journal of Environmental Research and Public Health,* 19(7), p. 3922. Disponível em: https://doi.org/10.3390/IJERPH19073922.

47. Neves, B., Sanders, A., studies, R.K.-J. do envelhecimento e 2019, undefined (2019) "'It's the worst bloody feeling in the world": Experiências de solidão e isolamento social entre pessoas idosas que vivem em lares de idosos', *Elsevier,* 2022(2), pp. 215-222. Disponível em: https://doi.org/10.1177/08919887221078564.

48. Paré, G. e Kitsiou, S., (2017) *Capítulo 9 Métodos para revisões da literatura - Handbook of eHealth Evaluation: Uma abordagem baseada em evidências - NCBI Bookshelf.* Universidade

de Victoria. Disponível em: https://www.ncbi.nlm.nih.gov/books/NBK481583/ (Acedido em: 13 de agosto de 2024).

49. Pati, D. and Lorusso, L.N. (2018) 'How to Write a Systematic Review of the Literature', *Health Environments Research and Design Journal*, 11(1), pp. 15-30. Disponível em: https://doi.org/10.1177/1937586717747384/SUPPL_FILE/HOW_TO_WRITE_A_SYSTEMATIC_REVIEW_OF_THE_LITERATURE.PDF.

50. Pittaway, L., Holt, R. e Broad, J. (2014) "Synthesising knowledge in entrepreneurship research - the role of systematic literature reviews", *Handbook of Research on Small Business and Entrepreneurship*, pp. 83-105. Disponível em: https://doi.org/10.4337/9781849809245.00014.

51. Poveda-López, S., Lillo-Navarro, C. e Montilla-Herrador, J. (2024) "Group exercise in long-term care facilities: Alinhamento com as recomendações da Organização Mundial de Saúde. A Cross-Sectional Survey". Disponível em: https://doi.Org/10.21203/rs.3.rs-4664076/v1.

52. Ramocha, L.M., Louw, Q.A. and Tshabalala, M.D. (2017) 'Quality of life and physical activity among older adults living in institutions compared to the community', *South African Journal of Physiotherapy,* 73(1). Disponível em: https://doi.org/10.4102/SAJP.V73I1.342.

53. Rand, S., Smith, N., Jones, K., Dargan, A., open, H.H.-B. e 2021, undefined (2021) 'Measuring safety in older adult care homes: a scoping review of the international literature', *bmjopen.bmj.comS Rand, N Smith, K Jones, A Dargan, H HoganBMJ open, 2021·bmjopen,bmj.com,* 11, p. 43206. Disponível em: https://doi.org/10.1136/bmjopen-2020-043206.

54. Roberts, H., Lim, S., Cox, N., Nutrients, K.I.- e 2019, undefined (2019) 'The challenge of managing undernutrition in older people with frailty', *mdpi.com* [Preprint]. Disponível em: https://doi.org/10.3390/nu11040808.

55. Salvador-Oliván, J.A., Marco-Cuenca, G. e Arquero-Avilés, R. (2019) 'Errors in Search strategies used in systematic reviews and their effects on information retrieval', *Journal of the Medical Library Association: JMLA,* 107(2), p. 210. Disponível em:

https://doi.org/10.5195/JMLA.2019.567.

56. Siddaway, A.P., Wood, A.M. e Hedges, L. V. (2019) 'How to Do a Systematic Review: A Best Practice Guide for Conducting and Reporting Narrative Reviews, Meta-Analyses, and Meta-Syntheses', *Annual Review of Psychology,* 70(Volume 70, 2019), pp. 747-770. Disponível em: https://doi.org/10.1146/ANNUREV-PSYCH-010418-102803/CITE/REFWORKS.

57. Statista (2023) *Residential care in the UK - statistics & facts | Statista.* Disponível em: https://www.statista.eom/topics/7908/residential-care-in-the-uk/#topicOverview (Acedido em: 12 de agosto de 2024).

58. Su, S., Research, D.W.-Q. of L. and 2019, undefined (2019) 'Health-related quality of life and related factors among elderly persons under different aged care models in Guangzhou, China: a cross-sectional study', *Springer,* 28(5), pp. 1293-1303. Disponível em: https://doi.org/10.1007/s11136-019-02107-x.

59. Tawfik, G.M., Dila, K.A.S., Mohamed, M.Y.F., Tam, D.N.H., Kien, N.D., Ahmed, A.M. e Huy, N.T. (2019) 'Um guia passo a passo para a realização de uma revisão sistemática e meta-análise com dados de simulação', *Tropical Medicine and Health,* 47(1), pp. 1-9. Available at: https://doi.org/10.1186/S41182-019-0165-6/FIGURES/4.

60. Thomas, K.S., Zhang, W., Cornell, P.Y., Smith, L., Kaskie, B. e Carder, P.C. (2020) 'State Variability in the Prevalence and Healthcare Utilization of Assisted Living Residents with Dementia', *Journal of the American Geriatrics Society,* 68(7), pp. 1504-1511. Disponível em: https://doi.org/10.1111/JGS.16410.

61. Turner, G. and Clegg, A. (2014) 'Best practice guidelines for the management of frailty: a British Geriatrics Society, Age UK and Royal College of General Practitioners report', *Age and Ageing,* 43(6), pp. 744-747. Disponível em: https://doi.org/10.1093/AGEING/AFU138.

62. Tweed, R.G., Bergen, T.P., Castaneto, K.K. e Ryder, A.G. (2023) 'Martin Buber: guide for a psychology of suffering', *Frontiers in Psychology,* 14, p. 1154865. Disponível em: https://doi.org/10.3389/FPSYG.2023.1154865/BIBTEX.

63. Usman, A., Lewis, S., Hinsliff-Smith, K., Long, A., Housley, G., Jordan, J., Gage, H., Dening,

T., Gladman, J.R.F. e Gordon, A.L. (2019) 'Measuring health-related quality of life of care home residents: comparison of self-report with staff proxy responses', *Age and Ageing,* 48(3), pp. 407-413. Disponível em: https://doi.org/10.1093/ageing/afy191.

64. Verbeek, H., Zwakhalen, S.M.G., Schols, J.M.G.A., Kempen, G.I.J.M. e Hamers, J.P.H. (2020) 'The Living Lab in Ageing and Long-Term Care: A Sustainable Model for Translational Research Improving Quality of Life, Quality of Care and Quality of Work", *The Journal of nutrition, health and aging,* 24(1), pp. 43-47. Disponível em: https://doi.org/10.1007/S12603-019-1288-5.

65. Verderber, S., Koyabashi, U., Cruz, C. Dela, Sadat, A. e Anderson, D.C. (2023) 'Residential Environments for Older Persons: A Comprehensive Literature Review (20052022)", *Herd,* 16(3), p. 291. Disponível em: https://doi.org/10.1177/19375867231152611.

66. Vo, T. (2021) "Alienação cultural: A concept analysis", *Fórum de Enfermagem,* 56(1), pp. 160-171. Disponível em: https://doi.org/10.1111/NUF.12512.

67. Watkins, R., Goodwin, V.A., Abbott, R.A., Hall, A. e Tarrant, M., (2017) 'Exploring residents' experiences of mealtimes in care homes: Um estudo de entrevista qualitativa", *Watkins, R., Goodwin, V.A., Abbott, R.A., Hall, A. e Tarrant, M., 2017. BMC geriatrics,* 17(1), pp. 1-9. Disponível em: https://doi.org/10.1186/s12877-017-0540-2.

68. Welch, V., Mathew, C.M., Babelmorad, P., Li, Y, Ghogomu, E.T., Borg, J., Conde, M., Kristjansson, E., Lyddiatt, A., Marcus, S., Nickerson, J.W., Pottie, K., Rogers, M., Sadana, R., Saran, A., Shea, B., Sheehy, L., Sveistrup, H., Tanuseputro, P., Thompson-Coon, J., Walker, P., Zhang, W. e Howe, T.E. (2021) 'Saúde, assistência social e intervenções tecnológicas para melhorar a capacidade funcional de idosos que vivem em casa: Um mapa de evidências e lacunas', *Campbell Systematic Reviews,* 17(3), p. e1175. Disponível em: https://doi.org/10.1002/CL2.1175.

69. Wu, M., Yang, Y, Zhang, D., Zhao, X., Sun, Y, Xie, H., Jia, J., Su, Y e Li, Y. (2018) 'Associação entre apoio social e qualidade de vida relacionada com a saúde entre idosos rurais chineses em lares de idosos: o papel mediador da resiliência', *Quality of Life Research*, 27(3),

pp. 783-792. Available at: https://doi.org/10.1007/S11136-017-1730-2/METRICS.

70. Yang, L., Zhang, H., Shen, H., Huang, X., Zhou, X., Rong, G. e Shao, D. (2021) "Avaliação da qualidade em revisões sistemáticas da literatura: A Software Engineering Perspective", *Information and Software Technology,* 130, p. 106397. Disponível em: https://doi.Org/10.1016/J.INFSOF.2020.106397.

DECLARAÇÃO SOBRE O MEU CONTRIBUTO PARA O TRABALHO.

Enquanto autora principal desta investigação "How Living in Residential Care Affects Older People's Mental Health: A Systematic Literature Review", conceptualizei o trabalho de investigação e desenvolvi o quadro de revisão sistemática, incluindo os critérios de seleção de estudos relevantes, as bases de dados a pesquisar e a metodologia de extração e análise de dados. Além disso, realizei uma extensa pesquisa bibliográfica em várias bases de dados académicas, identificando estudos-chave que exploravam os resultados de saúde mental de adultos mais velhos que vivem em ambientes de cuidados residenciais. Apliquei critérios de inclusão e exclusão para selecionar os estudos mais relevantes para a nossa questão de investigação.

Por fim, conduzi o processo de extração de dados dos estudos selecionados, centrando-me em temas-chave relacionados com a saúde mental, como a depressão, a ansiedade, o isolamento social e a qualidade de vida. Sintetizei os resultados para destacar padrões e discrepâncias na literatura. Através de uma avaliação crítica, avaliei a qualidade dos estudos incluídos na revisão, avaliando as suas metodologias e a sua relevância para os nossos objectivos de investigação. Esta avaliação ajudou a determinar a fiabilidade dos resultados.

Com os melhores cumprimentos,

Pacto Chigamezu Kinika

Autor principal.

Kinikacovenant6@gmail.com.

Apêndices

Apêndice 1(a):

PESQUISA SISTEMÁTICA: TABELA DE RECURSOS POTENCIAIS.

Electronic Sources	Print Sources	Grey Literature
CINAHL Plus with full text; Psychology and Behavioural Sciences Collection;		Media Items
		Television Documentaries
	Academic Texts	Newspaper Reports
PubMed Central with full Text;	Books	
PsycINFO with Full Text,		
Embase with full Text		
BMC Geriatrics with full Text;		
		Data Bases:
		Research Funders:
		CALM
		Heads Together
		MIND
		Place2B
		The Mix
Electronic Library:		Conference Proceedings
Google Scholar		

Apêndice 1(b): Estratégia de pesquisa.

Palavras-chave iniciais utilizadas:

A pesquisa inicial envolveu as palavras-chave "residential care" AND "older adults or elders". Inclui também "Elder" OR "aged" OR "old people" ([Title/Abstract]) OR elderly ([Aged, 60 or 65 and over]) OR "older adults" [Title/Abstract]) [Peer-review]).

Bases de dados utilizadas:

PubMed Central, PsycINFO, CINAHL Plus, Embase e BMC Geriatrics

Processo de seleção do estudo:

Foram recuperadas 1772 publicações, sendo 798 provenientes da PubMed Central, 274 da PsycINFO, 322 da CINAHL Plus, 265 da Embase e 113 da BMC Geriatrics.

Os artigos foram analisados para detetar duplicados através do gestor de referências e foram removidos 741 duplicados.

Após a deduplicação, os restantes 1031 artigos foram analisados através da revisão do título e do resumo. Os textos foram descartados se o artigo não preenchesse os critérios de inclusão, não fosse relevante para o estudo ou não estivesse imediatamente disponível online, restando apenas 162 artigos.

A SLR limitou-se a estudos de investigação primária e, de todas as 5 bases de dados, os restantes artigos de texto integral e publicações revistas por pares incluídos na investigação foram 10. Os critérios de inclusão para todos os 10 artigos de periódicos são relatados.

Critérios de inclusão.

As limitações de tempo ditaram que fossem selecionados dez artigos com texto integral em linha, escritos em inglês e disponíveis na base de dados da Universidade.

Os critérios de inclusão incluíram estudos de investigação primária, revistos por pares e publicados entre 2014 e 2022 (devido à norma de recência de 10 anos).

Appendix 2: Thematic Grid

AUTHOR	Ballard *et al.* (2018)	Watkins *et al.* (2017)	Usman *et al.* (2019)	Forster *et al.* (2021)	Chen *et al.* (2024)
TITLE	Impact of person-centred care training and person-centred activities on quality of life, agitation, and antipsychotic use in people with dementia living in nursing homes.	Exploring residents' experiences of mealtimes in care homes: A qualitative interview study.	Measuring health-related quality of life of care home residents: comparison of self-report with staff proxy responses	An intervention to increase physical activity in care home residents: results of a cluster-randomised, controlled feasibility trial (the REACH trial).	The impact of residential environment on older people's capabilities to live independently: a survey in Beijing
MAIN THEMES	(3)	(3)	(2)	(5)	(4)
Residential care homes, elder QOL and self-management			+	+	+

Psychosocial interventions and QOL of older adults in residential care	+	+		+	+
Variation between the QOL of elders in residential care vs community care				+	+
Role of environment and social factors on elders in residential care	+	+	+	+	+
Intervention to improve QOL of elders in residential care	+	+		+	

AUTHOR	**Yam *et al.* (2023)**	**Thomas *et al.* (2020)**	**Ericson-Lidman (2019)**	**Ramocha *et al.* (2017)**	**Kuok *et al.* (2017)**
TITLE	Experience of a demand-side subsidy scheme for long-term care: perspectives of elderly and their carers.	State Variability in the Prevalence and Healthcare Utilization of Assisted Living Residents with Dementia.	Struggling between a sense of belonging and a sense of alienation: Residents' experiences of living in a residential care facility for older people in Sweden.	Quality of life and physical activity among older adults living in residential institutions compared to the community.	Quality of life and clinical correlates in older adults living in the community and in nursing homes in Macao.
MAIN THEMES	(2)	(3)	(2)	(3)	(4)
Residential care homes, elder QOL and self-management		+	+		+

Psychosocial interventions and QOL of older adults in residential care		+	+		
Variation between the QOL of elders in residential care vs community care				+	+

Role of environment and social factors on elders in residential care	+			+	+
Intervention to improve QOL of elders in residential care	+	+		+	+

Appendix 3: Themes identified from chosen articles

Theme identified	**Analysis of frequency of main themes identified across the 10 studies selected**
Residential care homes, elder QOL and self-management	++++++ (6)
Psychosocial interventions and QOL of older adults in residential care	+++++++ (7)
Variation between the QOL of elders in residential care vs community care	++++ (4)
Role of environment and social factors on elders in residential care	++++++++ (8)
Intervention to improve QOL of elders in residential care	+++++++ (7)

	Total 32

Appendix 4: Methodological Critique of chosen articles

Author	**Ballard *et al.* (2018)**	**Watkins *et al.* (2017)**	**Usman *et al.* (2019)**	**Forster *et al.* (2021)**	**Chen *et al.* (2024)**
Titles	Impact of person-centred care training and person-centred activities on quality of life, agitation, and antipsychotic use in people with dementia living in nursing homes.	Exploring residents' experiences of mealtimes in care homes: A qualitative interview study.	Measuring health-related quality of life of care home residents: comparison of self-report with staff proxy responses	An intervention to increase physical activity in care home residents: results of a cluster-randomised, controlled feasibility trial (the REACH trial).	The impact of residential environment on older people's capabilities to live independently: a survey in Beijing
Country of Study	United Kingdom	United Kingdom	United Kingdom	United Kingdom	United Kingdom
Researchers/participant relationship considered?	Qualified	Suitably qualified	Qualified	Suitably qualified	Qualified

Clear statement of aim?	Yes, the study aims to evaluate the efficacy of the WHELD intervention on the quality of living, and agitation in older people with dementia living in residential homes, and to determine its cost-effectiveness.	Yes. The research seeks to gain insight into residents' experiences through the use of mealtimes in care homes and explore how these experiences impact self-management, health and well-being.	Yes, the aim is clearly stated: to compare care home resident and staff proxy responses for the EQ-5D-5L and HowRU health-related quality of life measures.	The study aim is clearly stated. The research aims to assess the feasibility of recruiting care homes and residents, implementing the MoveMore intervention, and collecting data for a potential definitive trial.	Yes, the study takes initiative from Huber's positive health philosophy and the purpose of the study was to propose a community-based approach that provides supportive environment to improve older people's capabilities to live independently.
Is research aim achieved?	Yes	Yes	Yes	Yes	Yes
Literature search/review justification for topic.	Topic justified	Topic justified	Topic justified	Topic justified	Topic justified
Appropriate Methodology and research design?	Yes Randomised controlled trial design	Yes Qualitative research design	Yes Prospect cohort study	Yes Cluster randomised controlled trial	Yes Quantitative research design
Method	The method involved randomising 69 residential care homes to either the	The method involved conducting semi-structured interviews with	The method involved recruiting residents aged ≥60 years from 24	The method involved randomising 12 care homes in Yorkshire to either the	The method involved surveying 650 older people aged 60 and above in Beijing

	WHELD intervention or treatment as usual (TAU) and using an intention-to-treat analysis.	eleven residents from four care homes, supplemented by researcher observations of their mealtimes.	care homes and collecting both resident and staff proxy responses monthly over three months for the EQ-5D-5L and HowRU measures through survey questionnaire.	MoveMore intervention plus usual care or usual care only, with data collection at baseline, 3, 6, and 9 months on various health and activity metrics.	and applying hierarchical multiple regression analysis to understand the impact of the residential environment on their capabilities to live independently.
Design suitability	Suitable	Suitable	Suitable	Suitable	Suitable
Sample	The sample size is 847 individuals with dementia living in residential care home and this is adequate for the study, with 553 completing the trial.	The sample size is 11 residents. This is relatively small but appropriate for qualitative research and the design allows the researcher gain deep insights into individual experiences.	The sample size was 117 at month 1, which decreased to 104 by month 3. This is adequate for the statistical analysis performed, though attrition over time.	The sample size included 153 residents across 12 care homes, which is adequate for a feasibility study, though the attrition rate (26.1%) highlights challenges in maintaining participant involvement	The sample size of 650 older people is appropriate for the study's objectives and allows for a robust analysis of the impact of environmental factors on different subgroups, such as those with varying levels of frailty.

				over time.	
Ethical issues considered?	This research which involved vulnerable population was reviewed and approved by the Oxford C National Research Ethics Committee.	Ethical approval was given by "authors' Research Ethics Committee". Likewise, written consent was obtained from all elder participants prior to interviews.	Ethical considerations involved written consent obtained from all participants prior to the survey.	Ethical considerations are addressed, particularly regarding the safety of the intervention, with no safety concerns reported.	Ethical considerations were acknowledged, with the study adhering to the "Declaration of Helsinki" and obtaining ethics approval from relevant university boards. Informed consent was obtained from all participants before they completed the survey.
Appropriate Data Collection?	Yes, data collection was appropriate, using validated tools like DEMQOL-Proxy for QoL, CMAI for agitation, and NPI-NH for neuropsychiatric symptoms, along with cost analysis.	Yes. The data collection utilised interviews and observations to gather rich, qualitative data on older adults' mealtime experiences.	Yes. The data collection was appropriate, focusing on both resident and proxy responses to the selected quality of life measures at regular intervals.	Yes. The selected approach towards data collection was appropriate. It includes physical function, mobility, perceived health, mood, quality of life, cognitive impairment, and accelerometery.	The data collection was appropriate, focusing on the environmental factors that support the capabilities of older people, as well as capturing the impact of these factors on different subgroups within the sample.

Rigorous data analysis?	Yes, the data analysis was rigorous, including intention-to-treat analysis, sensitivity analysis, and the use of validated statistical methods to confirm the significance of findings.	Yes, the use of thematic analysis provided a rigorous method for identifying and interpreting key themes in the data, ensuring the findings are grounded based on each participant's experience.	Yes, the data analysis was rigorous, using weighted kappa statistics, intra-class correlation coefficients (ICCs), and multilevel mixed effect regression models to measure agreement and account for clustering at the care home level.	Yes, data analysis was rigorous, using feasibility objectives and various health metrics to assess the intervention's implementation and its potential for further study, though the study notes challenges in data collection from participants.	Yes, the data analysis was rigorous, employing hierarchical multiple regression to explore the relationships between environmental factors and the capabilities of older people, and including moderation analysis to assess the impact of frailty.
Validity/reliability/dependability rigour/credibility	The study demonstrates good validity and reliability through the use of well-established outcome measures, intention-to-treat analysis, and a large sample size, enhancing the credibility	The study demonstrates good credibility through its thorough thematic analysis and the triangulation of data from interviews and observations, though the	The study highlights issues with the validity and reliability of using proxy responses to assess quality of life in this population, which is a significant finding,	The study demonstrates good credibility in its systematic approach to assessing feasibility, though the issues with intervention implementation and data	The study demonstrates strong validity, reliability, and credibility, particularly through the development and psychometric evaluation of a capability measurement that fully meets reliability,

	of the findings.	small sample size may limit the generalizability of the findings.	though the results may be specific to the instruments and population studied.	collection suggest areas for improvement in a future trial.	validity, and precision criteria.
Clear statement of findings?	Yes. The findings showed that WHELD conferred benefits in QoL, agitation, neuropsychiatric symptoms, and was cost-effective, though with relatively small effect sizes.	Logically presented. Yes. The findings are clearly presented, with three main themes identified that illustrate the mealtime experiences of elders and their implications for well-being and overall health.	Yes, the findings are clearly stated, showing that agreement between resident and proxy responses was generally low, particularly for the EQ-5D-5L and HowRU measures, raising concerns about their validity in this setting..	The findings are clearly stated, with the study concluding that while recruitment is feasible, the MoveMore intervention for physical exercise and data collection methods require refinement before progressing to a definitive trial.	Yes, the findings are clearly stated, showing that specific environmental factors significantly affect the capabilities of older people to live independently, with the impact varying based on frailty levels.
Is the research valuable? Implications/recommendations for practice	Yes, the research is valuable since it offers practice, cost-effective strategies that can	Yes. The study suggests that enhancing residents' autonomy,	Yes, the research is valuable as it questions the validity of	Yes, the research is valuable as it provides important insights into the	The study is valuable as it provides actionable insights and recommends developing

	help residential care homes and nursing homes to improve care and QoL of elders, particularly those with dementia.	accommodating their preferences, and understanding their social interactions during mealtimes may improve their overall well-being and ease the transition into care home life.	commonly used quality of life measures in care homes. The research also indicates the need for alternative methods or better understanding of the limitations of this approach.	feasibility of implementing a physical activity intervention in care homes and highlights the potential benefits and challenges associated with such interventions. The study suggests that while the MoveMore intervention shows promise, further work is needed to refine its implementation.	more effective community-based environmental supports to enable older people, especially those who are frail, to live independently. This has implications for urban planning and public health policy.
Author reflectivity	The authors reported some limitation of the research and this include lack of proactive primary care education for the caregivers particularly in dealing with the elders with	The authors demonstrate reflectivity by discussing the broader implications of mealtime experiences for residents' overall quality of life and the	The authors reflect on the implications of their findings, questioning the validity of the measures used and recognizing the	The authors reflect on the challenges of implementing the intervention and collecting data in a care home setting, recognizing the need for refinement	The authors reflect on the importance of focusing on environmental factors rather than individual behaviors or socio-demographic characteristics when aiming to

	dementia.	potential for these insights to inform care practices.	need for further research to better assess quality of life in this population.	before a larger trial can be conducted.	support the independence of older people.
Student reflectivity.	The student reflects on the nature of the research and its evidence-based structure as well as the efforts made to ensure the intervention could be applied in real-world setting like residential care homes while also being cost-effective.	The students' reflection on the research findings expands on the importance of understanding the subjective experiences of elders in residential care home and how these experiences relate to broader health outcomes.	The student reflects on the challenges of assessing quality of life in older adult in residential care especially when cognitive impairment limits self-reporting. The study offers a valuable lesson on the importance of critically evaluating the tools and methods used in research, particularly in	The student reflects on the practical challenges around the implementation of the MoveMore intervention trials in residential care homes, particularly data collection. The study highlights the importance of considering the feasibility of these processes in the planning stages of research and offers valuable lessons on the iterative nature of	The student reflects on the complexities of designing community-based interventions that account for environmental factors and how these factors interact with individual characteristics in elder residents. The study provides a strong example of how theoretical frameworks like the capability approach can be applied in empirical research to address real-world challenges in aging

			settings where proxy responses are necessary.	developing and testing interventions in real-world settings.	populations.

Author	**Yam *et al.* (2023)**	**Thomas *et al.* (2020)**	**Ericson-Lidman (2019)**	**Ramocha *et al.* (2017)**	**Kuok *et al.* (2017)**
Title	Experience of a demand-side subsidy scheme for long-term care: perspectives of elderly and their carers	State Variability in the Prevalence and Healthcare Utilization of Assisted Living Residents with Dementia	Struggling between a sense of belonging and a sense of alienation: Residents' experiences of living in a residential care facility for older people in Sweden	Quality of life and physical activity among older adults living in residential institutions compared to the community	Quality of life and clinical correlates in older adults living in the community and in nursing homes in Macao
Country of study	China	United States of America	Sweden	South Africa	China
Researcher/ participant relationship considered?	Suitably qualified	Suitably qualified	Suitable justified	Suitably qualified	Suitably qualified
Clear statement of aim?	Yes, the study clearly aims to	The study aims to describe	Yes, the study clearly	Yes, the study clearly states	Yes, the study clearly states its

	analyze the perspectives of voucher users and their carers toward a residential care service voucher scheme in Hong Kong and to identify key elements in its design that contribute to meeting the scheme's objectives.	the variability across states in the prevalence of Alzheimer's disease and related dementias (ADRD) among Medicare beneficiaries residing in larger assisted living (AL) facilities and their healthcare utilization.	states its aim to describe residents' experiences of living in a residential care facility for older people in Sweden, addressing the need to understand these experiences to maintain care quality.	its aim to compare the levels of physical activity and quality of life between older adults living in old age homes and those living in the community in Soweto, Johannesburg.	aim to examine the quality of life (QOL) in relation to sociodemographic and clinical characteristics of adults aged ≥50 years in Macao.
Is research aim achieved	Yes	Yes	Yes	Yes	Yes
Literature search/review justification for topic	Topic justified.	Topic justified.	Topic justified.	Topic justified.	Topic justified.
Appropriate methodology and research design?	Yes Mixed method design	Yes Retrospective observational study	Yes Qualitative	Yes Analytical cross-sectional design	Yes Cross-sectional design
Method	Qualitative approach via focus group and interviews and quantitative approach via	The study used Medicare enrollment data, claims, and the NH Minimum	The study employed qualitative content analysis of interviews	The study employed surveys using the Physical Activity Scale for the Elderly (PASE)	The study utilized standardized instruments to collect data on sociodemographic, clinical

	survey questionnaire.	Data Set to analyze the prevalence of ADRD among AL residents and compare their healthcare utilization with those in NHs and the community.	with six residents, which is suitable for extracting rich, detailed data on their experiences and emotions related to living in residential care.	and RAND 36 questionnaires for data collection, which are valid tools for assessing physical activity and quality of life among older adults.	characteristics, and QOL, ensuring reliable and valid measures were used for the research.
Design suitability	Suitable.	Suitable.	Suitable.	Suitable.	Suitable.
Sample	The sample includes 30 carers from focus groups, 20 elderly individuals from interviews, and 401 survey respondents (373 carers and 28 elderly individuals). This sample is appropriate for the mixed-methods approach employed in the study.	The sample includes a national cohort of 293,336 Medicare fee-for-service enrollees residing in larger AL facilities, with 88,867 (30.3%) diagnosed with ADRD. This large and diverse sample is appropriate for the study's objectives.	The sample of six residents is small but ideal for a qualitative research design as it allows for in-depth exploration of individual experiences while recognizing that findings may not be generalizable to all residential care settings.	The sample of 80 older adults is adequate for a comparative study; however, the study could benefit from a larger sample size to enhance the reliability of the findings and improve generalisability.	The sample of 451 older adults is adequate for the study; however, the inclusion of a more diverse population could enhance the generalizability of the findings across different demographics within Macao.

Ethical issues considered?	Yes, ethical approval was obtained from the Survey and Behavioural Research Ethics Committee at the Chinese University of Hong Kong. Informed consent was obtained from all participants or their legal guardians, ensuring data confidentiality.	Ethical considerations are not explicitly mentioned in the abstract, but the use of retrospective data typically involves ensuring confidentiality and adherence to data protection regulations.	Being a qualitative studies, the ethical considerations involve obtaining informed consent, ensuring confidentiality, and adhering to ethical research standards.	The ethical consideration was typical for a study involving vulnerable populations and thus informed consent were received before the research was carried out.	Yes, the study mentions that ethical approval was obtained from the clinical research ethics committee of the Macau Polytechnic Institute, and informed consent was acquired from all participants, ensuring ethical standards were upheld.
Appropriate data collection?	The data collection was thorough, utilizing both qualitative methods (focus groups and interviews) and a quantitative survey to capture a wide range of perspectives on the voucher scheme.	Yes, the data collection was appropriate, utilizing extensive Medicare enrolment and claims data, along with the NH Minimum Data Set, to provide a comprehensive overview of ADRD prevalence and healthcare	Yes, the data collection through interviews is appropriate for gathering detailed personal accounts of residents' experiences, providing valuable insights into their feelings of belonging and	Yes, the use of standardized questionnaires (PASE and RAND 36) is appropriate for collecting data on physical activity and quality of life, ensuring that the data collected is reliable and valid.	Yes, the use of standardized instruments for data collection is appropriate, as it enhances the reliability and validity of the information gathered regarding QOL and its predictors among older adults.

		utilization across states.	alienation.		
Rigorous data analysis?	Yes, the data analysis was rigorous, integrating qualitative and quantitative findings through narrative integration and joint display, which provided a holistic understanding of the factors affecting the voucher scheme's effectiveness.	Yes, the data analysis was rigorous, involving adjustments for age, sex, race, dual eligibility, and chronic conditions, allowing for accurate comparisons of healthcare utilization across different care settings and states.	Yes, the use of qualitative content analysis demonstrates rigor in analyzing interview data, allowing for the identification of themes and sub-categories that reflect residents' experiences.	The study employs appropriate statistical methods (unpaired t-tests, Pearson's correlation coefficient, and chi-squared tests) to analyze the data, which adds rigor to the analysis of differences and associations.	The study employs multiple linear regression analyses to identify predictors of QOL, which adds rigor to the examination of the relationships among variables and allows for the identification of significant predictors of QOL.
Validity/ reliability/ rigour/ credibility/ dependability	The study demonstrates strong validity and reliability, particularly through the integration of qualitative and quantitative data, which supports the credibility of the findings and their relevance to policy-making.	The study demonstrates strong validity and reliability, with the use of large-scale, nationally representative data and appropriate statistical adjustments, ensuring the credibility of the findings.	The study shows credibility through its qualitative approach and careful analysis of interview data, enhancing the validity of the findings regarding residents' experiences in	The study's use of validated tools for data collection supports its credibility; however, the small sample size and lack of detailed reporting on the methodology could affect the overall reliability and	The study's use of validated instruments and clear reporting of statistical analyses support its credibility; however, detailed descriptions of the sampling methods and recruitment strategies could enhance the overall reliability

			care facilities.	generalizability of the findings.	and validity of the findings.
Clear statement of findings/ discussion?	Yes, the findings are clearly stated, highlighting five key themes that impact the voucher scheme's effectiveness and offering insights into how these factors influence the participation and satisfaction of elderly users and their carers.	Yes, the findings are clearly stated, highlighting significant state-level variability in ADRD prevalence and healthcare utilization among AL residents, with implications for state regulations and healthcare practices.	Yes, the findings are clearly stated, highlighting the overarching theme of 'Struggling between a sense of belonging and a sense of alienation,' which captures the duality of experiences in residential care settings.	Yes, the findings are clearly stated, with significant differences reported between the two groups regarding quality of life and physical activity levels, providing valuable insights into the impact of living environment on older adults.	Yes, the findings are clearly stated, indicating specific factors that significantly predict poor physical, psychological, social, and environmental QOL among older adults in Macao.
Is the research valuable/Implications and recommendations for research and practice?	Yes, the research is valuable as it provides actionable insights into the design and implementation of voucher schemes in long-term care, with implications for	Yes, the research is valuable as it provides critical insights into how state-level factors influence the care and outcomes of residents with	Yes, the research is valuable as it sheds light on the subjective experiences of older residents in residential care facilities,	Yes, the research is valuable as it highlights important differences in well-being between older adults in different living environments, suggesting a	Yes, the research is valuable as it highlights the specific factors affecting the QOL of older adults in Macao, providing insights that could inform future therapeutic interventions

	improving access, choice, and service quality for elderly people in Hong Kong.	ADRD. The study suggests that state regulations and local market conditions significantly impact access to care and outcomes for residential care residents with ADRD, recommending further research to understand these factors and improve care quality across states.	emphasizing the importance of understanding individual feelings of belonging to improve care quality and prevent alienation. The study recommends that care providers actively explore and understand the factors influencing residents' feelings of belonging, which could inform strategies to enhance the quality of care and prevent feelings of alienation among residents.	need for interventions to enhance physical activity and quality of life in old age homes. The study recommends increasing the emphasis on physical activity within old age homes to improve residents' quality of life and suggests further research to include more diverse samples for better generalisability of the findings.	and public health initiatives aimed at improving QOL in this population. The study recommends that interventions addressing depressive symptoms, insomnia, and other major medical conditions could be beneficial in improving the QOL of older adults in Macao, emphasizing the need for targeted therapeutic approaches.
Author reflectivity	The authors reflect on the	The authors reflect on the	The authors reflect on	The authors reflect on the	The authors reflect on the

	challenges of implementing voucher schemes in the context of long-term care, particularly the need for congruence with existing policies and the importance of awareness and service availability in ensuring success.	importance of understanding state-level regulatory environments and their impact on healthcare outcomes, recognizing the complexity of delivering consistent, high-quality care across diverse settings.	the importance of continuously describing residents' experiences to maintain care quality, acknowledging the dynamic nature of care environments and the need for ongoing research in this area.	limitations of their study and the need for future research, indicating an awareness of the complexities involved in understanding the well-being of older adults in different living situations.	implications of their findings for the quality of life of older adults in Macao, acknowledging the importance of addressing mental health and medical issues in interventions aimed at improving QOL.
Student reflectivity	The student reflects on the complexities of designing social welfare programs for elders in residential care, particularly in terms of balancing consumer choice with service availability and quality. The study offers a	The student reflects on the research findings and the challenges involved in providing consistent care across different states and care settings, particularly for vulnerable populations like those with ADRD.	The student reflects on the research findings as well as the significance of understanding the lived experiences of older adults in care facilities and the impact of these experiences on	The student reflects on the importance of the environment on the quality of life and physical activity of older adults. The study acknowledges that the study emphasises the need for improved care practices in	The study reflects on the impact of mental health and social factors on the quality of life of older adults. The student noted that the study emphasises the importance of considering both clinical and sociodemographic variables in research and

	strong example of mixed-methods research that integrates qualitative and quantitative data to inform policy recommendations.	The study illustrates the importance of policy and regulation in shaping healthcare outcomes and offers a strong example of using large-scale data to inform policy decisions.	their overall well-being. This study illustrates the complexity of care quality and highlights the need for person-centred approaches in residential settings.	old age homes and the necessity for further research to better understand these dynamics.	practice. It also highlights the need for culturally relevant interventions that address the specific challenges faced by older adults in different regions, including Macao.

Apêndice 5: A ferramenta Cochrane Risk of Bias para avaliação da qualidade em publicações selecionadas

PARTE I

REF ID:					
Domain	**Description**	**High risk of bias**	**Low risk of bias**	**Unclear risk of bias**	**Reviewer Assessment**
Selection bias ***Random sequence generation***	Described the method used to generate the allocation sequence in sufficient detail to allow an assessment of whether it should produce comparable groups. **Reviewer Comments:**	Selection bias (biased allocation to interventions) due to inadequate generation of a randomized sequence.	Random sequence generation method should produce comparable groups	Not described in sufficient detail	**Judgement** **Random sequence generation** ☐ **High** ☑ **Low** ☐ **Unclear**
Selection bias ***Allocation concealment***	Described the method used to conceal the allocation sequence in sufficient detail to determine whether intervention allocations could have been foreseen in advance of, or during, enrollment. **Reviewer Comments:**	Selection bias (biased allocation to interventions) due to inadequate concealment of allocations prior to assignment.	Intervention allocations likely could not have been foreseen in advance of, or during, enrollment	Not described in sufficient detail	**Judgement** **Allocation concealment** ☐ **High** ☑ **Low** ☐ **Unclear**
Reporting bias ***Selective reporting***	Stated how the possibility of selective outcome reporting was examined by the authors and what was found. **Reviewer Comments:**	Reporting bias due to selective outcome reporting.	Selective outcome reporting bias not detected	Insufficient information to permit judgement (*It is likely that the majority of studies will fall into this category.)*	**Judgement** **Selective reporting** ☐ **High** ☑ **Low** ☐ **Unclear**
Other bias ***Other sources of bias***	Any important concerns about bias not addressed above. If particular questions/entries were pre-specified in the study's protocol, responses should be provided for each question/entry. **Reviewer Comments:**	Bias due to problems not covered elsewhere in the table.	No other bias detected	There may be a risk of bias, but there is either insufficient information to assess whether an important risk of bias exists; or insufficient rationale or evidence that an identified problem will introduce bias.	**Judgement** **Other sources of bias** ☐ **High** ☑ **Low** ☐ **Unclear**

REF ID:					
Outcomes:					
Domain	**Description**	**High risk of bias**	**Low risk of bias**	**Unclear risk of bias**	**Reviewer Assessment**
Performance bias ***Blinding (participants and personnel)***	Described all measures used, if any, to blind study participants and personnel from knowledge of which intervention a participant received. Provided any information relating to whether the intended blinding was effective. **Reviewer Comments:**	Performance bias due to knowledge of the allocated interventions by participants and personnel during the study.	Blinding was likely effective.	Not described in sufficient detail	**Judgement** **Blinding (participants and personnel)** ☐ **High** ☑ **Low** ☐ **Unclear**
Detection bias ***Blinding (outcome assessment)***	Described all measures used, if any, to blind outcome assessors from knowledge of which intervention a participant received. Provided any information relating to whether the intended blinding was effective. **Reviewer Comments:**	Detection bias due to knowledge of the allocated interventions by outcome assessors.	Blinding was likely effective.	Not described in sufficient detail	**Judgement** **Blinding (outcome assessment)** ☐ **High** ☑ **Low** ☐ **Unclear**
Attrition bias ***Incomplete outcome data***	Described the completeness of outcome data for each main outcome, including attrition and exclusions from the analysis. Stated whether attrition and exclusions were reported, the numbers in each intervention group (compared with total randomized participants), reasons for attrition/exclusions where reported. **Reviewer Comments:**	Attrition bias due to amount, nature or handling of incomplete outcome data.	Handling of incomplete outcome data was complete and unlikely to have produced bias	Insufficient reporting of attrition/exclusions to permit judgment of 'Low risk' or 'High risk' (e.g. number randomized not stated, no reasons for missing data provided)	**Judgement** **Incomplete outcome data** ☐ **High** ☑ **Low** ☐ **Unclear**

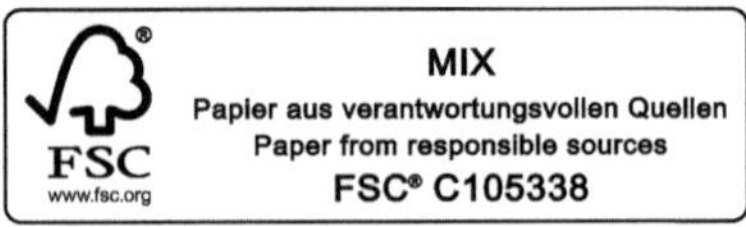

Printed by Books on Demand GmbH, Norderstedt / Germany